W0375997

Die Schüßler-Welt von A - Z

Übersichtlich und kompetent

Eva Maria Feichtinger - Barbara Niedan

FST-VERLAG

© 2012 FST-Verlag
Feichtinger Schüßler-Training GmbH
Caspar-Vogl-Straße 8, 5700 Zell am See

Das Werk ist urheberrechtlich geschützt. Vervielfältigung, Nachdruck, Übersetzung, Entnahme von Abbildern, Wiedergabe auf photomechanischen oder anderen Kommunikationsdiensten, Übersetzungen, Mikroverfilmungen und die Einspeicherung und Verarbeitung in elektronischen Systemen ist ohne vorherige schriftliche Genehmigung des Verlages auch bei nur auszugsweiser Verwertung untersagt.

Die Ratschläge, Empfehlungen und Anwendungen dieses Buches wurden von den Autorinnen und Verlag nach bestem Wissen und Gewissen erarbeitet und sorgfältig geprüft. Dennoch kann eine Garantie nicht übernommen werden. Eine Haftung des Autors, des Verlages oder seiner Beauftragten für Personen-, Sach- oder Vermögensschäden ist ausgeschlossen.

Sofern in diesem Buch eingetragene Warenzeichen, Handelsnamen und Gebrauchsnamen verwendet werden, auch wenn diese nicht als solche gekennzeichnet sind, gelten die entsprechenden Schutzbestimmungen.

Printed in Austria

1. Auflage 2007
2. Auflage 2008
3. Auflage 2010
4. Auflage 2012

Programmplanung: Mag. Eva Obinger
Lektorat: Mag. Reinhard Schaub
Umschlaggestaltung: Mountain Media – Gute Idee
Umschlagfoto: © Andres Rodriguez / Fotolia
Layout und Satz: FST-Verlag, Andreas Obinger
Druck und Verarbeitung: Druckerei Wallig GmbH

ISBN: 978-3-902839-05-3

Wir beide verdanken unseren Familien von Kindheit an den lebensnahen Umgang mit alternativen Heilweisen wie der klassischen Homöopathie, den Bachblüten und den Schüßler Salzen. Diese Einstellung erweckte in uns so sehr das Interesse für die Biochemie nach Dr. Schüßler, dass wir bereits während unseres Studiums die Ausbildungen zu Mineralstoffberaterinnen, weiters zu Seminarleiterinnen und schließlich zu Ausbilderinnen der GBA absolvierten.

Ein großes Dankeschön gilt all jenen Menschen, die wir bei der Anwendung der Schüßler Salze begleiten durften und uns damit die Möglichkeit boten, unseren Erfahrungsschatz zu erweitern. Das fundierte, in den Ausbildungen der GBA vermittelte Wissen, in Verbindung mit der Praxis bei der Begleitung Ratsuchender, ermöglichte die Arbeit an diesem Buch.

Wir beide bedanken uns für die tatkräftige Unterstützung, die liebevolle und verständnisvolle Begleitung besonders bei unseren Familien und bei Reinhard Schaub für das fachlich fundierte Lektorat.

Wir danken Frau Heidi Mayrhofer, PKA, ausgebildete Bachblütenberaterin und Mineralstoffberaterin der GBA, für Ihr Engagement bei der Erarbeitung der Zusammenhänge zwischen den Schüßler Salzen und den Bachblüten.

Schließlich danken wir Mag. pharm. Dr. Gunter Weninger-Weinzierl für sein ermutigendes Geleitwort.

Barbara Niedan - Eva Maria Feichtinger

Sehr geehrte Schüßler – Interessierte,
Liebe Leserinnen und Leser!

Die Sehnsucht nach natürlicher Hilfe bei gesundheitlichen Problemen – ohne schädliche Nebenwirkungen – führt heute immer mehr Menschen zu komplementär-medizinischen Naturheilweisen. Dieses wiedererwachte Interesse von eigenverantwortlich handelnden Gesundheitsinteressierten bringt gerade die Biochemie nach Dr. Schüßler, eine aus der Homöopathie Hahnemanns im 19. Jahrhundert weiterentwickelte Heilweise, in unseren Tagen zu völlig neuer Blüte.

Vor bereits mehr als 20 Jahren begründete Thomas Feichtinger, der zweifellos profilierteste Schüßlerexperte im deutschsprachigen Raum, die international viel beachtete Neue Österreichische Schule der Biochemie nach Dr. Schüßler.

Als Vorsitzender der Gesellschaft für Biochemie nach Dr. Schüßler und Antlitzanalyse (GBA) entwickelt er mit seiner Gattin Mag. pharm. Susana Niedan-Feichtinger die Biochemie konsequent weiter: Neue Vitalstoffe werden in die Heilweise im Sinne des Begründers der Mineralstofflehre aufgenommen, es kommt zu einer hochinteressanten Kombination mit der Orthomolekularen Medizin, die äußerliche Anwendung von Mineralstoffen wird völlig neu erarbeitet, erweitert und von der Adler-Pharma GmbH in Zell am See nach modernsten Arzneimittelstandards mit zeitgemäßen Rezepturen für den/die moderne/n Anweder/in hergestellt.

Wir in der Heilborn-Apotheke in Bad Schallerbach verwenden schon seit vielen Jahren natürliche Arzneimittel aus alternativ- und komplementär-medizinischen Medizinrichtungen in der Vorbeugung und bei gesundheitlichen Problemen unserer Kund(inn)en. Gerade hier wurde die Biochemie nach Dr. Schüßler zu einer wesentlichen und nicht mehr wegzudenkenden Bereicherung der Beratungs- und Angebotspalette in unserer Apotheke: Als die „sanfte Regulation von Mineralstoffmängeln mit großer Wirkung“ schafft die intensive persönliche Beratung durch die ausgebildeten Mineralstoff-Berater(innen) in der Apotheke einen intensiven Kontakt mit den Kund(inn)en und begünstigt so den gemeinsam angestrebten Erfolg. Schon bevor Beschwerden/Symptome beim Patienten auftreten, kann durch eine Antlitzanalyse nach Hickethier/Feichtinger vom erfahrenen Schüßler-Berater der Mangel erkannt und vom Anwender selbst einfach und patientengerecht ausgeglichen werden – zeitgemäße prophylaktische Gesundheitsvorsorge aus und mit der Apotheke in ihrer besten Form!

Die beiden jungen Autorinnen schließen mit Ihrem vorliegenden Buch in hervorragender Weise die letzte Lücke zwischen der Apotheke als Berater und dem Schüßler – Anwender zuhause. Sie geben ihm dazu ein übersichtliches, kompaktes und praxisgerechtes Kompendium in die Hand, das erstmalig die Anwendung von Mineralstoffen nach Dr. Schüßler in ihrer inneren und äußerlichen Anwendung, die orthomolekulare Nahrungsergänzung und den Einsatz von Blütenessenzen mit vielen praktischen Tipps zur gesünderen Lebensführung vereint.

Was hier in mühevoller Arbeit zusammen getragen wurde, ist ein Buch, das nicht nur den erfahrenen Schüßler-Anwender in der täglichen Verwendung „seiner“ Schüßler-Mineralstoffe unterstützen wird, „sondern“ besonders auch „Neu-Schüßlerianer(inne)n“, „Einsteigern“ und jungen Menschen Anleitung und Hilfe beim ersten Einsatz der Mineralstofftabletten sein kann. Sie alle werden dieses Buch immer wieder gerne zur Hand nehmen und mit seiner unterstützenden Anleitung lernen, sich und ihren Körper besser zu beobachten und feinfühliger und sensibler auf Anzeichen und Veränderungen zu reagieren.

Ich wünsche dem Buch „Die Schüßler-Welt von A - Z “ den ihm zukommenden Erfolg und werde es meinen Schüßler-Kunden in unserer Apotheke uneingeschränkt empfehlen und zur Verfügung stellen.

Mag. Dr. Gunther Wenninger-Weinzierl
Heilborn - Apotheke
A-4701 Bad Schallerbach

Immer wieder wurden wir darauf angesprochen, ob es denn nicht möglich sei, eine Beratungshilfe zur Verfügung zu stellen, in der alle derzeitigen Möglichkeiten der Biochemie nach Dr. Schüßler und ihre Vernetzung mit anderen alternativen Möglichkeiten aufgezeigt werden. Wir wurden darauf hingewiesen, dass es eine eigene Unterlage für die Schüßler Salze gibt, eigene Bücher für die äußere Anwendung und dann wieder jeweils eigene Unterlagen, oft mit Hinweisen auf Schüßler Salze für die Anwendung von Nährstoffen und Phytopharmaka. Auch gibt es viele Publikationen über Blütenessenzen. Was fehlt, ist eine Unterlage, in der alle diese Bereiche zusammengeführt werden.

Wir haben die Anregung gerne aufgegriffen und einen komprimierten Leitfaden zusammengestellt, der die angeführten Möglichkeiten von Interventionen in Kombination mit der Biochemie nach Dr. Schüßler in ein kompaktes Buch zusammenführt, so dass für Sie jetzt ein praktischer Ratgeber in Sachen Schüßler zur Verfügung steht.

Die Biochemie nach Dr. Schüßler war im Volk immer dann gefragt, wenn sie in Verbindung mit der äußeren Anwendung praktiziert wurde. So gab es z. B. schon in den 20iger Jahren des 20. Jahrhunderts spezialisierte „ biochemische“ Apotheken, die nicht nur Verreibungen der Mineralstoffe nach Dr. Schüßler, sondern auch Lösungen, Tabletten, Streukügelchen, Salben, Pflaster, Zäpfchen, Zahnpasten, Seifen und Hausapotheken angeboten haben, mit „peinlich genauer Anfertigung“, wie aus alten Werbeeinschaltungen in Büchern über die Biochemie nach Dr. Schüßler nachgelesen werden kann.

Bis jetzt hat allein die Adler Pharma als Spezialist für die Biochemie nach Dr. Schüßler an diese Tradition angeknüpft. Es wurde eine äußere Anwendung entwickelt, die den modernen Standards, wie den Regeln der GMP, entspricht. Eines ist gewiss und wir empfehlen sehr, darauf zu achten: Die Anwendung der Körperpflege und der anderen angegebenen topischen Anwendungen unterstützt die Einnahme der Mineralstoffe nach Dr. Schüßler in besonderer Weise und führt damit zu einem rascheren Erfolg. Die neu entwickelten Nährstoffkombinationen der Adler Ortho Aktiv Serie, als Pendant zu den 12 Basismineralstoffen in der Biochemie nach Dr. Schüßler, bringen einen für unsere Zeit unverzichtbaren Impuls, da unsere heutige Nahrung nicht mehr den Gehalt an allen Nährstoffen hat, die für unsere Gesundheit notwendig sind.
Die Hinweise auf Blütenessenzen unterstützen die Wirkung der Mineralstoffe nach Dr. Schüßler auf der Ebene der Gefühle und des Gemüts. Auch die Ebene der Farben wird mit den Blütenessenzen angesprochen. Diese haben eine innige Beziehung zu den Energiezentren im Menschen und deren Aufladung.

Wenn Sie Fragen zu den Mineralstoffen nach Dr. Schüßler, zur Dosierung oder der äußeren Anwendung haben, wenden Sie sich bitte an einen ausgebildeten Mineralstoffberater der GBA in Ihrer „Schüßler – Apotheke“ oder direkt an einen Apotheker Ihres Vertrauens.

Wir wünschen den Lesern viel Freude beim Durchstöbern der vielen Möglichkeiten und vor allem Erfolg beim Anwenden.

Eva Maria Feichtinger – Barbara Niedan

Gesundheit

Immer wieder erfüllt Menschen die Frage, was die wichtigsten Themen seien, um gesund zu sein und vor allem zu bleiben. Gleichzeitig aber erfüllt sie auch der Wunsch, dass es nur **eine** Antwort sei, und die sollte möglichst einfach sein.

So hört man manchmal, man müsse sich nur gesund ernähren und die Probleme seien wie weggewischt. Manche empfehlen das so genannte gesunde Bett, alle Schmerzen gehörten dann der Vergangenheit an, oder ein Rutengeher sagt, dass ein störungsfreier Platz reiche. Am schlimmsten ist es, wenn jemand, dem es sehr schlecht geht, hört, er brauche ja nur positiv zu denken, das reiche schon.

Wie wir alle aus vielen Erfahrungen im Leben wissen, reicht meistens nicht nur eine Interventionsmöglichkeit aus, um gesund zu werden und es dann auch zu bleiben. Es geht um eine vernetzende Betrachtung der Beschwerden, denn die letzte Belastung, die eine Krankheit zum Ausbruch gebracht hat, ist nicht unbedingt die Ursache, sondern ihr Auslöser. Wie viele Belastungen wurden da schon in den Körper hineingespeichert, hineingedrückt, die Deponien mit Schadstoffen und Säuren angefüllt, bis das System zusammengebrochen ist.

Für uns sind es fünf Bausteine, die für eine dauernde Gesundheit berücksichtigt werden sollten:

Einstellung

Ein Pessimist hat für jede Lösung das passende Problem. Der Optimist hat für seine Probleme mehrere Lösungsmöglichkeiten. Er glaubt an seine Problemlösungskompetenz, auch wenn er zu einem Problem die Lösung noch nicht kennt. Dann glaubt er daran, dass er jemandem begegnen wird, der ihm zu seiner Problematik Hilfen anbieten kann, die ihn weiterbringen.

Energetische Felder

Heute wird oft vom Elektrosmog gesprochen, von der Belastung durch Handymasten, Hochspannungsleitungen usw. Wenigstens am Schlafplatz sollte man von diesen Belastungen durch ein Netzfreischaltgerät befreit sein. Die Strahlung von Spiegeln wird meistens unterschätzt, vor allem glauben viele nicht, dass der Spiegel sich im Schlafzimmer nachteilig auswirkt. Es ist richtig, dass der Körper diese Belastung lange Zeit kompensieren kann, aber wenn mehrere Belastungen zusammenkommen, wie z. B. zusätzlich eine Erdstrahlung, die von einem Radiästheten festgestellt werden kann, schafft er es oft nicht mehr. Meistens verbessert sich die Befindlichkeit durch die Entfernung von Strom und Spiegel, wenn der Schlaf nicht gut ist, oder die Beschwerden am Morgen am schlimmsten sind und sich im Laufe des Tages verlieren. (weitere Informationen zum Schlafplatz siehe S. 132)

Mundraum

Der Mundraum ist der erste Vergiftungsraum des Menschen. Er wird mit vielen Belastungsstoffen überladen. Meistens wird dann auf die Belastung durch Amalgamfüllungen hingewiesen, was aber sicher zu wenig ist. Es gibt auch allergische Reaktionen auf Kunststoffe, was bei den neuen gehärteten Kunststofffüllungen von Bedeutung sein kann. Aber es können auch retinierte Zähne große Probleme machen; das sind Zähne, die noch immer im Kiefer stecken, ebenso wurzelbehandelte oder tote Zähne, oder Zähne mit unbekannten Entzündungsherden.

Der Speichel sollte einen leicht basischen Wert haben, was bei der Wahl der Zahnpasta eine gewisse Rolle spielt. Wir empfehlen die BaseDent der Adler Pharma, weil sie nicht nur einen basischen Wert hat, sondern auch frei von starken ätherischen Ölen ist, hochverdünnte Mineralstoffe enthält und parallel zu homöopathischen Behandlungen verwendet werden kann.

Ernährung

Eine gute hochwertige Ernährung ist unsere Lebensgrundlage. Ihre Bedeutung sollte nicht unterschätzt werden. Sie eignet sich meist jedoch nicht zur Behebung von Problemen. Es sollte diesbezüglich ein gutes Augenmaß Platz greifen, damit realistische Einschätzungen möglich sind. Wer sich allerdings durch eine problematische Ernährung Schäden zugefügt hat, darf nicht erwarten, dass er diese allein mit Schüßler Salzen ausgleichen kann. Das ist ein Irrtum. Auf diese Thematik wird auch noch später eingegangen, weil sie so wichtig ist. Wer sich durch eine problematische Ernährung Schäden zugefügt hat, der muss seine Essensgewohnheiten verändern. Wie wir alle wissen, ist das meist ein sehr schwieriges Unternehmen, das viel Ausdauer und Konsequenz verlangt.

Mineralstoffe

Bei diesem Thema sind wir noch keineswegs bei den Schüßler Salzen angelangt, sondern bei Mineralstoffen überhaupt.

Die Mineralstoffe sind jene Stoffe, die das organische Leben erst ermöglichen. Sie sind die Grundlage, das Fundament, auf der jede organische Verbindung aufbaut. Schon lange hat man erkannt, dass die Aufnahme der lebenswichtigen Vitamine, sowie auch der damit verbundene Stoffwechsel, nicht möglich wären, stünden nicht die entsprechenden Mineralstoffe zur Verarbeitung und Speicherung zur Verfügung. Ebenso verhält es sich bei Hormonen. Ihr Haushalt kann auch nur durch die Anwesenheit von genug Mineralstoffen für den Organismus ausreichend organisiert werden.

Es gibt im Körper keinen Vorgang, keine Veränderung, keine Leistung, ohne dass nicht auf der körperlichen Ebene auch Mineralstoffe im Einsatz sind. Sie sind die wichtigen Betriebsstoffe ohne die es sehr schnell zu „Betriebsstörungen" kommt. Wir müssen in diesem Zusammenhang zwischen „Betriebsstörungen" und Krankheiten unterscheiden. Krankheiten haben einen Krankheitserreger, Bestriebsstörungen nicht. Alle Beschwerden, die durch einen Mangel an Mineralstoffen entstehen, bezeichnen wir als Betriebsstörungen. Sie sind durch „Auffüllen" des Mangels umkehrbar.

Viele „Betriebsstörungen" bestehen auf der körperlichen Ebene darin, dass der Mensch durch unvernünftige Lebensweise oder wodurch auch immer seinen Mineralstoffhaushalt in Unordnung bringt. Gesundung entsteht durch die Ergänzung der fehlenden Mineralstoffe mit dem Aufbau der Speicher.

Allerdings hat sich herausgestellt, dass man den Mineralstoffmangel genauer betrachten sollte. Es gibt zwei Bereiche für die Mineralstoffe, nämlich den innerhalb und jenen außerhalb der Zellen.

So ist z. B. innerhalb der Zellen wesentlich mehr Kalium als außerhalb der Zellen, und bei Natrium ist es genau umgekehrt. Aber es gibt für jeden Mineralstoff ein konstantes Konzentrationsverhältnis zwischen der Mineralstoffkonzentration der beiden Bereiche. Sinkt der Bestand in einem Bereich ab, muss der andere Bereich nachgezogen werden, so dass sich der Bestand eines Mineralstoffes immer auf dem niedrigeren Niveau einpendelt.

Grundsätzlich haben die Mineralstoffe eine große Bedeutung für den Organismus, und es müssen Defizite im Bestand in beiden Bereichen berücksichtigt werden. Dieser Zusammenhang wird uns in späteren Abschnitten noch sehr beschäftigen.

Da im Lauf des Lebens aber viele Störfaktoren zum Tragen kommen können, kann nicht ausgeschlossen werden, dass es trotz der Berücksichtigung dieser Bausteine zu einer Erkrankung kommt.

In unserem Leben gibt es viele Faktoren, die einen großen Verschleiß an Betriebs- und Baustoffen zur Folge haben, die wir berücksichtigen müssen. Es entsteht dann ein Defizit in den körpereigenen Speichern, allerdings auch bei einer möglichst vollwertigen energiereichen Ernährung.

Doch was Dr. Schüßler noch nicht berücksichtigen musste, das waren die Mängel außerhalb der Zellen, die hauptsächlich durch die industrielle Zubereitung unserer Lebensmittel verursacht sind. Heutzutage müssen wir die Mängel innerhalb **und** außerhalb der Zelle beachten. Wir bezeichnen die beiden Mineralstoffbereiche angelehnt an unsere heutige Sprache als Mikro- und Makromineralien. Mikromineralien sind zuständig für das Innere der Zelle als Betriebsstoffe bzw. Funktionsstoffe, wie sie Dr. Schüßler nennt, und Makromineralien sind Baustoffe für den Bau des Körpers.

Heutzutage muss man leider feststellen, dass die Nahrung die benötigten Mineralstoffe zur Versorgung der gesunden jungen Zellen nicht mehr ausreichend beinhaltet. Die Menschen erleiden also durch die mangelhafte Ernährung Schäden in beiden Bereichen, im Makrobereich ebenso wie im Mikrobereich. Und das leider auch jene, die versuchen, sich vollwertig zu ernähren.

Trotz einer gesunden Ernährung können Mängel entstehen

Oft hören Mineralstoffberater als Anwender der Biochemie nach Dr. Schüßler: „Wenn ich mich gesund ernähre, kann ich doch auch keine Mängel haben!" und vielleicht haben Sie sich auch schon in dieser Richtung Gedanken gemacht. Darauf hin muss folgendes festgestellt werden:

- Wovon die Mutter nicht viel hat, kann sie dem Kind nicht viel geben. Die Defizite der Mutter wirken sich nicht nur auf die Mutter aus, sondern auch auf das Kind.
- Durch die Umweltbelastung gibt es keine tatsächliche vollwertige Ernährung mehr.
- Die Nahrung ist industriell verändert: Denaturierung, Isolierung, Konservierung, Düngung (10 von 100 Mineralien werden nachgedüngt)
- Die energetischen Belastungen haben drastisch zugenommen: Elektrosmog, Spiegel, Erdstrahlen, Handymasten.
- Durch die wachsende Menge von Schadstoffen in Umwelt und Nahrung ist der Organismus außerordentlich belastet. Der Entgiftungsapparat ist dauernd überfordert - daraus folgen Ausschläge, Allergien, Heuschnupfen.
- Durch die Vergiftung der „seelischen" Umwelt in den Massenmedien (Gewalt und Verbrechen herrschen vor), aber auch in der realen Welt (z. B. psychosozialer Druck durch Mobbing) wird auch die körperliche Ebene sehr belastet.
- Übertriebenes Denken (die Gedanken drehen sich im Kreis), Angst, negatives Denken, starke seelische Probleme: in der Immunbiologie ist es geglückt zu fotografieren, wie ein negativ denkender Mensch sein Immunfeld schwächt. Zwanghafte Strukturen auf der charakterlichen Ebene zehren ebenso an der körperlichen Substanz.
- Der moderne Stress verlangt ein hohes Maß an Bereitstellung von Energie und körperlicher Leistungsfähigkeit: Zu wenig Ruhe, Entspannung, Dauerstress, Di-Stress, kein Rhythmus im Leben.
- Hohe Reibungsverluste durch große Belastungen: Für das hohe Alter, das viele Menschen heute erreichen, müssen die Mineralstoffvorräte viel länger reichen. Dr. Bruker sagt in diesem Zusammenhang: „Alt werden heute, ist nicht schwer. Aber **WIE** alt werden, das ist die entscheidende Frage!"
- Ein Drittel der Menschen erlebt das Alter nicht, ein Drittel in Krankheit und Siechtum und nur ein Drittel erlebt es einigermaßen gesund.
- Krankheitsvorsorge und Gesundheitspflege sind die entscheidenden Themen der heutigen Zeit.

Säure - Schadstoffe

Werden die Grundlagen für eine gute Gesundheit nicht beachtet, hat das Folgen im gesamten Körper. Allerdings konzentrieren sich die Belastungen auf zwei Bereiche des Menschen.

Die **Übersäuerung** ist eines der Grundprobleme für den Menschen. Der Körper braucht eine Ausgewogenheit, eine gute Balance zwischen Säuren und Basen. Meistens überwiegen die Säuren in den Abbau- und Abfallprodukten des Stoffwechsels unseres Körpers. Leider ernähren wir uns zusätzlich mit ansäuernden Nahrungsmitteln. Auch auf einem schlechten Schlafplatz entsteht durch die Verteidigung des körpereigenen Energiefeldes viel Säure (z.B.: Müdigkeit am Morgen, abgespannt, gereizt, ...).

Ragnar Berg empfiehlt schon um 1920, dass 80 Prozent unserer Nahrung basisch sein und nur der Rest im sauren bzw. Säure bildenden Bereich liegen sollte. Da für die Ausscheidung von 80% der Säuren aus dem Körper die Nieren zuständig sind, haben viele Menschen Nierenprobleme. Aber nicht nur die Nieren leiden, es gibt viele Belastungen der Gesundheit, die aus einer Übersäuerung resultieren, wie z. B. gerötete und/oder entzündete Hautstellen, Gicht, Rheuma, kompaktiertes Bindegewebe (koloidales Bindegewebe), usw.

Der zweite große Bereich, in dem die Menschen belastet sind, umfasst die Belastung mit **Schadstoffen**. Die Schadstoffe, landläufig als Schlacken bezeichnet, gelangen durch Umweltbelastungen, über den Verkehr, die Chemie und insgesamt durch die moderne Industrie in den Körper.

Die chemische Industrie produziert jährlich 3000 neue chemische Verbindungen, die der Organismus

u. U. nicht verarbeiten kann und die ihn belasten. Auch aus der Nahrungsmittelindustrie kommen viele Stoffe, die uns belasten, wie Zusatzstoffe, Weichmacher, Farb- und Konservierungsstoffe, ...

Über Genussmittel, wie Alkohol, Kaffee, Zigaretten, Geräuchertes wird eine Unmenge an Schadstoffen in den Körper geschleust, die sich dort in Deponien ablagern. Wenn die Deponien überfüllt sind, werden die Schadstoffe über die Haut ausgeschieden.

Die Folgen reichen von leichten Hautreizungen bis zu einem extrem juckend beißenden Hautreiz, der förmlich zum Kratzen zwingt. Durch die dabei entstehenden Verletzungen der Haut kommt es zu juckenden Ekzemen bis hin zum Formenkreis der Neurodermitis. Bevor Schadstoffe vom Organismus über die Haut mit den schon erwähnten Folgen ausgeschieden werden, kann es zu Allergien, z. B. allergischem Asthma kommen.

Für die Ausscheidung der Schadstoffe ist die Leber das entscheidende Organ. So ist es ihr mit Hilfe geeigneter Betriebsstoffe möglich, die auch in der Reihe der Mineralstoffe nach Dr. Schüßler enthalten sind, die belastenden Schadstoffe so umzubauen, dass sie über den Dickdarm ausgeschieden werden können. (Weitere Ausführungen: „Handbuch der Biochemie nach Dr. Schüßler" im HAUG Verlag, Seite 54 bis 71, siehe Literaturverzeichnis Seite 135)

Betriebsstörungen und Mineralstoffmängel

Schon seit langer Zeit wissen Menschen, dass sich Mineralstoffmängel nachteilig auf den Körper auswirken. Deshalb wird auf vielerlei Art versucht, diese Defizite auszugleichen.

So werden hoch dosierte Calciumpräparate eingenommen, um Knochen und Zähne in ihrer Substanz nicht nur zu erhalten, sondern auch zu stärken. Bei Müdigkeit, Konzentrationsmangel und leichtem Schwindel wird ein Eisenpräparat eingenommen und, wenn es um Haut - Haare - Nägel geht, ist ein Kieselerdeprodukt notwendig. Bei Muskelkrämpfen steht das Magnesium hoch im Kurs.

Aber alle angebotenen Präparate, in denen neben Mineralstoffen und Spurenelementen, auch Vitamine, Aminosäuren, sekundäre Pflanzenstoffe und Antioxidantien enthalten sind, führen nicht immer zum Erfolg. Die lästigen, manchmal auch sehr belastenden Betriebsstörungen verlieren sich nicht, wenn der Bedarf an intrazellulären fein verteilten Mineralstoffen nicht gedeckt wird.

Dr. Wilhelm Heinrich Schüßler

Er lebte von 1821 bis 1898. Nach seiner Ausbildung zum Arzt begann er 1858 mit seiner Tätigkeit, vor allem als Homöopath. Er hatte großes Interesse an den neusten wissenschaftlichen Forschungen. Die neu entwickelte wissenschaftliche Chemie und moderne Mikroskope machten die Entdeckung der Zelle möglich. Hier ein Beispiel, das zeigt, wie winzig klein eine durchschnittliche humane Zelle ist. Ungefähr 100 000 durchschnittliche Körperzellen sind im Volumen eines Stecknadelkopfes enthalten.

Forscher wie Virchow, Moleschot, Liebig und Bunge beeinflussten Dr. Schüßler maßgeblich. Aus ihren Forschungen zog Dr. Schüßler den Schluss, dass viele Krankheiten durch einen Verlust an anorganischen Salzen in der Zelle verursacht sind (erst Dr. Schüßler hat die These aufgestellt, dass Krankheit ein Defizit an Mineralstoffen darstellt). Aus dem neuen Wissen um die menschliche Zelle und eine gewisse Unzufriedenheit mit der Homöopathie entwickelte er eine von der Homöopathie völlig unabhängige Heilweise, „Eine Abgekürzte Therapie", wie er sie nannte.

Seine Absicht war es, ein „Manko" an Mineralstoffen in der Zelle auszugleichen. Er unterschied von allem Anfang an zwischen den Funktions- oder Betriebsstoffen und den Baustoffen. In unserer modernen Sprache können wir durchaus von Mikromineralien für die Zelle und Makromineralien als Baustoffe, die für den Aufbau des Körpers notwendig sind, und über die Nahrung aufgenommen werden müssen, sprechen. Als Dr. Schüßler seine Heilweise entwickelte, waren die Lebensmittel noch nicht industriell verändert und reich an Mineralstoffen, Spurenelementen, Vitaminen und anderen Nährstoffen.

Wenn heutzutage durch eine problematische Ernährung im Körper Schäden auftreten, so müssen diese, wenn möglich, durch eine Ernährungsumstellung behoben werden.

Wir fassen also nochmals zusammen: heute müssen zwei Bereiche beachtet werden: einmal der Bereich innerhalb der Zellen, die Betriebsstoffe und der Bereich außerhalb der Zellen, die Baustoffe. Deshalb führen Mineralstoffe nach Dr. Schüßler allein auch nicht immer zum Ziel, sie müssen mit klug gewählten Mineralstoffpräparaten oder Nährstoffkombinationen, wie der „Adler Ortho Aktiv" Produktlinie kombiniert werden, die vor allem auch den Makrobereich abdecken.

Durch seine Beobachtungen an kranken Menschen, die Erfahrung in der Homöopathie und die zu seiner Zeit hochaktuelle Erforschung der menschlichen Zelle war es Dr. Schüßler möglich, jene 12 Mineralstoffverbindungen zu finden, die für einen ungestörten Betrieb des Organismus unverzichtbar sind. Diese sind nach Dr. Schüßler die wesentlichen Zellnährstoffe, durch die es den einzelnen Zellen im Körper möglich wird, ihre Aufgaben im jeweiligen Zellverband optimal zu erfüllen. Mit ihrem Schwingungsfeld steuern sie auch den grobstofflichen Mineralstoffhaushalt.

Durch moderne Analysemethoden sind in den Jahren nach Dr. Schüßler bis heute weitere 15 unverzichtbare Mineralstoffverbindungen gefunden worden, die in der Biochemie nach Dr. Schüßler als Erweiterungsmittel bezeichnet werden. Für manche Bereiche sind diese Erweiterungsmittel besonders wichtig, um ein Defizit aufzufüllen und die damit verbundenen Betriebsstörungen zu beheben.

Die richtige Potenzierung

Dr. Schüßler hat in seinen langen Jahren als Homöopath festgestellt, in welcher Verdünnung die Mineralstoffe verabreicht werden müssen, damit sie bis in die Zelle gelangen. Das homöopathische Verfahren der Potenzierung stellte eine Möglichkeit dar, mit der jene Verteilung der Mineralstoffmoleküle im Trägerstoff, dem Milchzucker, erreicht wird, die seiner Erfahrung nach notwendig war. **Er fand heraus, dass für die wasserunlöslichen Stoffe Calcium fluoratum Nr. 1, Ferrum phosphoricum Nr. 3 und Silicea Nr. 11 die 12. Dezimalverreibung und für alle anderen die 6. Dezimalverreibung optimal sind. Die Erweiterungsmittel werden alle in D12 verwendet. Die Anwendung erfolgt wegen der leichten Dosierungsmöglichkeit in Tablettenform.**

Schüßler ließ die Mineralstoffe deshalb so stark verdünnen, damit sie auch durch die winzigen Öffnungen der Zellwand hindurch können. Durch die geringe Menge an Mineralstoffen und ihre molekulare Vereinzelung ist es nicht möglich, zu viel davon einzunehmen.

Mineralstoffpräparate

Der Arzt Schüßler wusste, dass die Mineralstoffe, wenn sie hoch dosiert in den üblichen Mineralstoffpräparaten gegeben werden, für den Organismus u. U. eine Belastung darstellen können. Das wissen wir auch z. B. von den üblichen Calcium-, Magnesium- oder Eisenpräparaten. Diese dürfen nicht zu lange genommen, vor allem sollten sie nicht zu hoch dosiert werden - es treten sonst unerwünschte Nebenwirkungen auf.

Auch ist bekannt, dass bestimmte Mineralstoffe im Makrobereich, wenn sie zugleich genommen werden, einander im Körper verdrängen. Das trifft z. B. auf Kupfer und Zink zu. Wenn sie allerdings in den in der Biochemie nach Dr. Schüßler empfohlenen Verdünnungen eingenommen werden, tritt diese gegenseitige Verdrängung nicht auf.

Es besteht bei Verabreichung von üblichen Mineralstoffpräparaten die Möglichkeit, dass Calcium und Eisen Zink verdrängen, Zink wiederum Kupfer und Kupfer das Mangan verdrängt. Wenn Sie Mineralstoffpräparate kaufen, lassen Sie sich vom Apotheker beraten, damit Sie eine ausgewogene Kombination bekommen.

Die Menge der Mineralstoffe

Immer wieder wird behauptet, dass von den Mineralstoffen nach Dr. Schüßler zu viel eingenommen werden könnte. Wenn man aber bedenkt, dass in einer Literflasche Mineralwasser etwa durchschnittlich 1.000 mg gelöste Mineralstoffe enthalten sind und bei einer Einnahme von Schüßler Salzen man 1 Tonne (1.000 kg) Mineralstoffe nach Dr. Schüßler lutschen müsste, um auf die gleiche Menge zu kommen, erübrigt sich diese Frage.

Da eine Tablette 0,26 g wiegt, wären das bei einer Tonne 4.000.000 Stück! Hier wird sehr anschaulich, welche Verdünnungen durch Potenzierung erreicht werden. Es kommt nämlich nicht auf die Menge der Mineralstoffe als Gewichtsangabe ausgedrückt an, sondern auf die Qualität, das heißt, dass die Mineralstoffe fast als einzelne Moleküle in der Trägersubstanz (Milchzucker) vorhanden sind. Die Mineralstoffmoleküle können, weil sie im Milchzucker durch den Vorgang der Potenzierung fast als vereinzelte Moleküle vorliegen, und direkt über die Mundschleimhäute aufgenommen werden, vom Organismus unmittelbar in die Speicher eingebaut bzw. im Betrieb des Körpers direkt verwendet werden. Die Mineralstoffe müssen nicht über die Verdauung aufgenommen und im Organismus weiter verarbeitet werden, um an ihren Wirkungsort zu gelangen.

Eine Überdosierung kommt nur dann in Betracht, wenn der Milchzucker zur Belastung wird, oder die verwendeten Hilfs- und Tablettierungsstoffe. Deshalb produziert die Adler Pharma Mineralstoffe nach Dr. Schüßler in einer hochwertigen Rezeptur, glutenfrei und ohne Magnesiumstearat.

Schüßler Salze und andere Heilweisen

Die Mineralstoffe nach Dr. Schüßler führen dem Organismus fehlende Betriebsstoffe zu. Sie können die Schüßler Salze selbstverständlich neben allen Medikamenten, auch homöopathischen Arzneimitteln oder Blütenessenzen nach Dr. Bach einnehmen. Sie behindern andere Heilweisen auf keinen Fall, ja sie unterstützen und fördern sie sogar. Wenn zum Beispiel jemand ein homöopathisches Mittel verabreicht bekommt, so möchte der Organismus auf dieses spezifisch reagieren. Um das zu können, müssen ihm genügend Mineralstoffe als Betriebsstoffe zur Verfügung stehen. Ist das durch die Einnahme der Schüßler Salze der Fall, können die verschiedenen Heilweisen in Kombination mit der Biochemie nach Dr. Schüßler einander nicht nur fördern, sondern in ihrer Wirkung sogar synergistisch unterstützen.

Reinhard Schaub hat sich mit diesem Thema im Buch „Homöopathie - Biochemie nach Dr. Schüßler, eine Gegenüberstellung“ auseinandergesetzt, das ebenfalls im FST-Verlag erschienen ist.

Schüßler Salze mischen

Da die Mineralstoffe nach Dr. Schüßler wegen der Zubereitungsart der Potenzierung, die aus der Homöopathie kommt, als homöopathische Arzneimittel registriert werden, kommt es dadurch auch zu Missverständnissen. In manchen Büchern werden die Mineralstoffe nach Dr. Schüßler dann auch homöopathisch eingesetzt, was zu Dosierungen und zu Empfehlungen führt, die mit der Biochemie nach Dr. Schüßler eigentlich nichts zu tun haben. Schon Dr. Schüßler hatte größte Mühe sein Verfahren gegen die Homöopathie abzugrenzen.

In der Homöopathie, einer Reizheilweise, besteht immer die Gefahr, dass einander entgegengesetzte Reize gesetzt werden, wie z. B. ein Blutdruck hebender und ein Blutdruck senkender. Das ist bei den Schüßler Salzen nicht möglich, da sie Defizite auffüllen und keine Reize ausüben.

Aus diesem Grund ist es möglich, alle Mineralstoffe nach Dr. Schüßler miteinander zu mischen und einzunehmen, je nach Bedarf. Bezeichnenderweise nimmt der Organismus in der Antlitzanalyse auch keine Rücksicht auf solche Spekulationen, sondern zeigt, was er braucht. Das soll ihm auch gegeben werden, ohne Vorbehalt und ohne falsche Spekulation.

Qualität der Herstellung

Die Qualität der Herstellung ist von großer Bedeutung. Bitte beachten Sie, dass Mineralstoffe nach Dr. Schüßler homöopathisch zubereitete Arzneimittel von hoher Qualität sind. Es sind potenzierte Mineralstoffe, die dem Körper wegen eines Mangels an Betriebsstoffen zugeführt werden.

Die Qualität der Mineralstoffe nach Dr. Schüßler ist je nach Hersteller verschieden. Achten Sie auch auf die Zusatzstoffe, die sich belastend auswirken können. Die Autorinnen bevorzugen die Mineralstoffe der Adler Pharma, denn diese sind frei von Weizenstärke, also glutenfrei, und ohne Magnesiumstearat. Die Adler Topics zur äußeren Anwendung (Adresse siehe Anhang) werden ohne Paraffin, Vaseline und Parabene hergestellt. Sie bekommen diese Produkte in Ihrer Apotheke.

Einnahme

- Die Tabletten nach dem jeweiligen Bedarf aus den einzelnen Dosen herauszählen, in einer Schale mischen und dann über den Tag verteilt einnehmen.
- Die Mineralstoffe einzeln im Mund zergehen lassen. Es können auch mehrere Tabletten auf einmal in den Mund genommen werden.
- Sie zergehen um so schneller oder schmecken um so süßer, je dringender der Körper die Mineralstoffe benötigt. Möglicherweise tritt beides zugleich auf, wenn sie besonders dringend benötigt werden.

- Im Wasser aufgelöst, werden sie schluckweise eingenommen. Jeder Schluck wird möglichst lange im Mund behalten. Die Wirkstoffe werden über die Mund- und Rachenschleimhäute aufgenommen. Im Magen würden sie, wenn sie zu schnell geschluckt werden, durch die Säure andere chemische Verbindungen eingehen.
- Die Mineralstoffe werden durch Metallgegenstände in ihrer Wirkung nicht beeinträchtigt! (Die enthaltene energetische Ladung wird allerdings damit abgeleitet.)
- Diabetiker lösen die Mineralstoffe nach Dr. Schüßler am besten in einem Glas mit kaltem Wasser ohne umzurühren auf. 48 Tabletten entsprechen einer Broteinheit.
- Achtung! Beachten Sie das Kapitel über den Milchzucker auf Seite 16.
- Säuglingen werden die Schüßler Salze aufgelöst im Fläschchen oder als Mineralstoffbrei verabreicht. Dafür werden die Mineralstoffe mit Wasser zu einem Brei gerührt und der Brei in den Mund des Säuglings gegeben, oder mit dem Schnuller verabreicht. Im Milchfläschchen wird allerdings die Wirkung abgeschwächt.
- Die Mineralstoffe können nach der Organuhr, dem Biorhythmus, den Mondphasen oder anderen Richtlinien eingenommen werden, was aber nur in speziellen Fällen notwendig ist. **Ansonsten wird dadurch die Einnahme nur unnötig verkompliziert!**
- **„heiße Sieben“:** Sieben bis 10 Tabletten von Magnesium phosphoricum Nr. 7 werden in 1/8 Liter Wasser aufgelöst, das kurze Zeit gekocht wurde. Schlückchenweise, so heiß wie möglich, einnehmen. Das wirkt, wenn es oft genug wiederholt wird, hervorragend bei Menstruationsbeschwerden.
- **„heiße Lösung“:** Es hat sich bei manchen Anwendern in Anlehnung an die „heiße Sieben“ eingebürgert, auch alle anderen Mineralstoffe nach Dr. Schüßler als „heiße Lösung“ einzunehmen. Diese Anwendung ist meist nicht ratsam, da sie zusätzliche Energie zuführt und dadurch die Reaktionen verstärkt. Dadurch werden die Stoffwechselprozesse u. U. unangemessen angekurbelt.

Dosierung

- Grundsätzlich bestimmt immer der Mangel die Dosierung und nicht das Alter!
- Es gibt keine richtige Dosierung und auch keine richtige oder falsche Einnahmeart. Der Anwender sollte im Laufe der Zeit die ihm entsprechende Dosierung und die Art der Einnahme selbst herausfinden.
- Allgemeine Empfehlung: Bei akuten Krankheiten alle 3 bis 5 Minuten eine Tablette im Mund zergehen lassen, bei chronischen Erkrankungen 7 bis 10 Stück am Tag, das ist eine Tablette pro Stunde, und in allen übrigen Fällen alle zwei Stunden eine Tablette.
- Am Anfang der Einnahme kann ein starkes Bedürfnis bis hin zu suchtähnlichen Zuständen nach den Mineralstoffen auftreten, wobei die Dosis durchaus erhöht werden kann, denn abhängig machen die Mineralstoffe auf gar keinen Fall. Das erste starke Bedürfnis zeigt nur, wie stark der Mangel ist.
- Nach einer gewissen Zeit verliert sich das starke Bedürfnis. Neben dem Abbau der Betriebsstörungen werden auch die Speicher aufgefüllt, damit sich der Körper besser organisieren kann.
- Es kann aber auch am Anfang ein gewisser Widerstand vorhanden sein. In diesem Fall sollte mit einer geringeren Menge als der empfohlenen begonnen werden. Vertrauen Sie Ihrem Gespür und halten Sie die Einnahme nicht entsprechend der empfohlenen Menge „eisern“ durch. Ein Gefühl der **Ablehnung** zeigt, dass etwas nicht stimmt:
  - Die Menge ist zu groß und muss reduziert werden (um ein Drittel, auf die Hälfte oder noch mehr)
  - Die Kombination der Mineralstoffe stimmt nicht mehr. Eine neue Bedarfserstellung ist notwendig.
  - Bei einer starken Ablehnung kann eine Pause angebracht sein.

Dauer der Einnahme

- Zu Beginn werden die Mineralstoffe so lange eingenommen, bis die Symptome bzw. Betriebsstörungen abklingen.

- Doch das alleine genügt nicht. Die Beschwerden, Krankheiten, die überhaupt mit den Mineralstoffen nach Dr. Schüßler beeinflusst werden können, entstehen durch einen Mangel an diesen. Wenn durch die Einnahme das Verschwinden der Symptome erreicht wurde, sind die Speicher im Körper noch lange nicht ausreichend aufgefüllt. Bei der geringsten Belastung treten dann wieder gesundheitliche Störungen auf.

- Nach dem Verschwinden der Symptome geht es also um das Auffüllen der körpereigenen Speicher. Sie sind der Puffer für besondere Belastungen. Treten solche auf, kann der Körper auf diese Speicher zurückgreifen.

- Eine auch nur annähernd gute Gesundheitsvorsorge muss sich um den Aufbau der Substanz, der Widerstandskraft, also um das Auffüllen der Mineralstoffspeicher im Körper kümmern. Dies kann lange, Wochen, Monate, aber auch Jahre dauern.

- Wer ständig viel leisten muss, also einen großen dauernden Verschleiß an Betriebsstoffen erleidet, sollte immer die Mineralstoffe nehmen, damit der Körper nicht auf Reserven in den Mineralstoffspeichern zurückgreifen muss.

- Wer mehr Mineralstoffe verbraucht, als er „nachfüllt", schafft verständlicherweise Defizite in den Speichern. Diese sind dann die Ursache für Betriebsstörungen, wenn der Organismus den ordentlichen optimalen Betrieb nicht mehr aufrecht erhalten kann. Irgendwann muss dann das Defizit wieder aufgefüllt werden. Auch müssen die geschwächten oder gar geschädigten Gewebe wieder aufgebaut werden. Bettruhe ist manchmal notwendig für diesen Regenerationsprozess.

- Werden die Defizite und die Reduktion der Lebenskräfte und körperlichen Leistungsfähigkeit all zu lange nicht beachtet, kann das sogar zu einem chronischen Leiden führen, das nicht mehr so leicht zu beheben ist.

Der Organismus reagiert

Mit den zur Verfügung gestellten Mineralstoffen, die der Organismus als Betriebsstoffe dringend benötigt, werden zu Beginn die Flüssigkeiten, Blut, Lymphe und die Bindegewebsflüssigkeit gereinigt. Sehr schnell steigt ein Gefühl der Leichtigkeit und Befreiung auf. Dann allerdings will der Organismus alle vorhandenen Belastungen bereinigen.

- **Vorübergehende Störungen durch Engpässe bei Mineralstoffen**: Häufig auftretende vorübergehende Zeichen einer intensiven Regenerationsphase im Körper sind: Leicht erhöhte Temperatur: Ferrum phosphoricum Nr. 3, Schnupfen: Natrium chloratum Nr. 8, schleimiger Husten: Kalium chloratum Nr. 4. Auch bei anderen Mineralstoffen kann es zu Engpässen kommen, die sich jeweils auf ihre spezielle Art zeigen.
- **Regenerationsschmerzen, wenn alte Baustellen, die nicht versorgt werden konnten, wieder bearbeitet werden**: Regenerationsbedürftige Gelenke, Sehnen, Bänder, Muskeln, Knochen, Kiefer, Zähne und Organe werden jetzt versorgt und sind dadurch im Stande vorhandene Schäden zu beheben. Das kann mit Schmerzen verbunden sein, die man nicht scheuen sollte.
- Der Organismus geht aber auch die Deponien an, die reichlich überlastet sind:
  Die überschüssigen Säuren haben nicht nur Sodbrennen, Gicht und Rheuma zur Folge, sondern auch das kolloidale Bindegewebe, das Bindegewebe zwischen den Zellen, verfestigt sich, es ist kompaktiert. In den Zellen lagern die dort nach und nach abgelagerten Schadstoffe.
- Wenn Deponien abgebaut werden, und mit bestimmten Krankheiten, gesundheitlichen Krisen, Verletzungen oder anderen körperlichen Nöten wie Hexenschuss verbundenen „Reststoffe" aus den Ablagerungsstätten in den Stoffwechsel kommen, entsteht das Gefühl, als ob diese Belastung wieder käme. Das dauert ein paar Tage, dann löst sich diese Erscheinung, Reaktion auf, weil der Organismus in der Lage war, die Stoffe auszuscheiden. Diese Reaktionen kommen ohne äußeren Anlass und gehen auch wieder ohne erkennbare Ursache.
- **Reaktionen, die auf Säureabbau zurückgeführt werden können:** Säurefluten - Sodbrennen, Heißhungerattacken, rheumatische Beschwerden, Hautunreinheiten, Pickel, Ekzeme
- **Reaktionen, die auf Schadstoffabbau zurückgeführt werden können:** geschwollene Hände, Füße, geschwollene Tränensäcke, Juck-

reiz, Kopfschmerzen, Verstopfung, Durchfall (ist keine Wirkung der Laktose), Ekzeme

- **Ausscheidungen über die Haut**: Natrium chloratum Nr. 8: salzig - brennende, Natrium phosphoricum Nr. 9: sauer – scharfe, Natrium sulfuricum Nr. 10: juckend – beißende Absonderungen. Bei allen Absonderungen über die Haut, die ja eine Notregulation des Organismus darstellen, kann zur Unterstützung der Einnahme von Mineralstoffen das BaseCare Bad angewendet werden (siehe Seite 130-132).

Milchzucker

Die Laktose (Milchzucker) als Trägersubstanz für die Mineralstoffe nach Dr. Schüßler ist für uns ein besonders wichtiges Thema. Laktose ist ein Disaccharid, also aus zwei Zuckerbausteinen bestehend, nämlich Glucose und Galactose. Sie kommt ausschließlich in der Milch vor und wird aus Molke gewonnen. Lactose wird als Hilfsstoff in der Nahrungs- und pharmazeutischen Industrie verwendet, so z. B. in Beutelsuppen und –saucen, Gewürzmischungen, Wurstwaren, Zucker- und Backwaren, Schokoladeartikel, Tabletten und Kapseln.

Im Magen-Darm-Trakt wird Laktose durch das intestinale (im Darm vorkommende) Enzym Lactase enzymatisch gespalten. Ein Teil Laktose ist löslich in fünf Teilen Wasser, oder 2,6 Teilen kochendem Wasser.

Folgende Störungen könne bei der Einnahme von Laktose auftreten:

Bei einem Mangel an intestinaler Lactase (einem Enzym im Magen-Darm-Trakt) kommt es zu Verdauungsstörungen, die man unter dem Begriff von Laktoseintoleranz zusammenfasst. Symptome der Laktoseintoleranz sind: Bauchkrämpfe, Durchfall, Blähungen, Flatulenz. Diese Symptome können auch auftreten, wenn zuviel Lactose eingenommen wird.

Laktoseintoleranz entsteht beim erwachsenen Menschen durch einen Rückgang der Aktivität des Enzyms Lactase, das im Kindesalter zur Genüge vorhanden ist. Nach dem Abstillen bzw. Entwöhnen nimmt die Lactaseproduktion Jahr für Jahr ab. Bei den Nord- und Mitteleuropäern beginnt der Abfall oftmals erst in der Pubertät. Primärer Lactasemangel d.h. völliges Fehlen der Lactase, daher echte Laktoseintoleranz, tritt bei der weißen Bevölkerung Europas, Nordamerikas und Australiens bei ca. 5-20% auf.

Die Behandlung der völligen Laktoseintoleranz ist durch die Einnahme von Beta-Galactosidase in Form von Tropfen oder Kautabletten möglich. Dabei ist darauf zu achten, dass vor jeder Zufuhr von Lactose dieses Enzym eingenommen wird.

„Verdauung" der Laktose

Die Resorbtion von Laktose durch enzymatische Spaltung erfolgt langsamer als bei Saccharose, so dass besonders bei höherer Zufuhr Laktose „unverdaut" in den Dickdarm gelangt und dort bakteriell gespalten wird. Die dafür verantwortlichen Keime sind Lactobazillus bifidus und Lactobazillus acidophilus. Bei der Spaltung entstehen Milchsäure, Essigsäure, Ameisensäure und Kohlendioxid. Die osmotische Aktivität des Milchzuckers bedingt auch eine Volumszunahme des Speisebreies durch Flüssigkeitsvermehrung. Die im Dickdarm entstehende Milchsäure verstärkt die osmotische Aktivität zusätzlich, so dass insgesamt die Passagezeit verkürzt wird. Die Folge ist eine Erhöhung der Stuhlfrequenz, eine Erhöhung des Stuhlvolumens und eine weichere Stuhlkonsistenz. Zusätzlich fördert die Milchsäure das Wachstum der wichtigen Lactobazillen. Die Leber wird ebenfalls in ihrer Entgiftungsfunktion entlastet.

Es gibt keine Gewöhnung an Milchzucker. Geschmacklich ist Laktose etwa ein Drittel so süß wie Saccharose (Rohrzucker).
Zahnärzte können beruhigt sein. Die kariogene Eigenschaft des Milchzuckers ist wesentlich geringer als die der Saccharose, da ja Laktose erst im Dünndarm gespalten wird.

Wichtig auch für Diabetiker!

Laktose kann auch von Diabetikern eingenommen werden. Sie wirkt etwas stärker Blutzucker steigernd als Fructose. Zudem muss Milchzucker als Kohlenhydrat in der Broteinheitrechnung (BE) berücksichtigt werden.
1 BE sind 12 Gramm Kohlenhydrat, das sind 48 Tabletten Mineralstoffe nach Dr. Schüßler zu 0,26 Gramm. 48 Tabletten sind 45 Kcal, 1 Tablette = 0,9375 KCal

Eine Zufuhr von 1 bis maximal 3 Broteinheiten über den Tag verteilt gilt allgemein als tolerabel.

12 Mineralstoffe nach Dr. Schüßler

Calcium fluoratum Nr. 1, D12

Bereich	biochemischer Zusammenhang	Anwendung
Schutz, Hülle	Die Nr. 1 bildet die Hüllen im Körper und damit den Schutz des Körpers.	Hautoberschicht, Knochenhüllen, Aderwände, Zellwand, Zahnschmelz, durchsichtige Zahnspitzen, Karies
Elastizität	Dieser Mineralstoff ist zuständig für die Elastizität in allen Geweben, vor allem in den Sehnen und Bändern.	verhärtete Sehnen (z.B. Dupuytrensche Kontraktur = eingezogene Finger), Überbeine, Plattfüße, Senkfüße, Krampfadern, Hämorrhoiden, schlechte Fingernägel (leicht biegsam oder splitternd wie Glas), Bänderdehnung – Hypermobilität (Schlottergelenke), leicht umknickende Knöchel, lockere Zähne, Organsenkungen, Dammelastizität (Pflege vor allem vor der Geburt)
Keratin (Hornstoff)	Er bindet im Körper den Hornstoff (Keratin).	Schwielen, Schrunden, Hornstoffaustritt (bes. an den Fersen), Hornhaut, Risse auf Händen und Lippen, Fischschuppen

Calcium phosphoricum Nr. 2, D6

Bereich	biochemischer Zusammenhang	Anwendung
Eiweiß	Dieser Mineralstoff hilft dem Organismus das Eiweiß für den organischen Aufbau zu binden und ist damit für den Zellaufbau zuständig.	Bei einem Mangel wird das Eiweiß nicht verarbeitet, sondern es werden die Eiweißflocken im Körper angeschwemmt, wodurch es zu einer starken Gewichtszunahme kommen kann - Eiweißdickleibigkeit. Eiweißallergie, Aufbau diverser Hormone
Knochen	Die Nr.2 ist das wichtigste Knochenaufbaumittel (Hydroxylapatit). Die Schilddrüse schüttet Calcitonin aus und reguliert damit den Kochenauf- und Abbau.	Knochenbrüche, Osteoporose, Wachstumsschmerzen
Muskeln	Calcium phosphoricum Nr. 2 ist der Betriebsstoff für die willkürlichen Muskeln.	Schlafstörungen, Muskelkrämpfe, Taubheitskribbeln, Wetterempfindlichkeit, sehr schneller Schweißausbruch, bellender Husten (vor allem bei Kindern), zu schneller Pulsschlag, Nervosität, Überanstrengungskopfschmerz, verspannte Muskeln im Nacken - Spannungskopfschmerz
Blutaufbau	Das Blut wird als flüssiges Bindegewebe betrachtet, das sehr eiweißreich ist. Für seinen Aufbau ist sehr viel von Calcium phosphoricum Nr. 2 nötig.	Blutarmut, blasse Kinder, Blutmangel im Unterschied zu Eisenmangel. Es ist deshalb ein Regerationsmittel nach großem Blutverlust (Geburt, Operationen) und bei Wachstumsproblemen, die mit Blutmangel verbunden sind, da der Organismus diesen Mineralstoff für den Aufbau der Knochen, Organe und Gewebe benötigt.

Ferrum phosphoricum Nr. 3, D12

Bereich	biochemischer Zusammenhang	Anwendung
Sauerstoff, Durchblutung	Eisen bindet in den roten Blutkörperchen den Sauerstoff, wodurch dieser bis zu den Zellen gelangen kann.	Rauschen im Ohr oder Brummen, pulsierendes Pochen, Kopfschmerzen, mangelnde Konzentrationsfähigkeit, Durchfall oder Verstopfung
Transport, Immunfeld, Energiehaushalt	Dieser Mineralstoff ist für die Transportqualität des Blutes zuständig und für den Energiehaushalt von großer Bedeutung.	Vorbeugend genommen stärkt dieser Mineralstoff ganz besonders die Widerstandskraft des Körpers (z.B. Verkühlung). Wenn man keine Sonne verträgt.
Erste Hilfe, Verletzungen, Schmerzen	Er ist das Mittel für die Erste Hilfe! Auch bei Verletzungen und vor allem bei Schmerzen: pulsierend, klopfend, pochend, mit Hitze einhergehend und bei Bewegung stärker werdend.	frische Wunden, Ohrenschmerzen, Mittelohrentzündung, klopfende – pulsierende - pochende Schmerzen
Entzündung, erstes Stadium im Verlauf einer Krankheit	Ferrum phosphoricum Nr. 3 wirkt stark antioxidativ und fördert Stoffwechselreaktionen, wodurch es entzündungsabbauend wirkt.	Entzündungen, niedriges Fieber (bis 38,8°), Angina, alle infektiösen Krankheiten im Anfangsstadium, beginnende entzündliche Prozesse, infektiöse Kinderkrankheiten im Anfangsstadium werden günstig beeinflusst

Kalium chloratum Nr. 4, D6

Bereich	biochemischer Zusammenhang	Anwendung
Faserstoff	Die Nr. 4 bildet den Faserstoff, indem es die Eiweißbausteine, die durch die Nr. 2 Calcium phosphoricum gebildet wurden, zu Fasern zusammenbaut.	weißlich-schleimiger Husten, Bronchitis, weißer Schleim, Speichel zieht Fäden, weißlicher Ausfluss, Hautgrieß Aufbau der Bindegewebsfasern: Elastin, Kollagen
Drüsen	Dieser Mineralstoff ist ein bedeutender Betriebsstoff für die Drüsen im Körper.	Neigung zu Übergewicht, Drüsenschwellungen, weiche Schwellungen, für alle Drüsen wichtig
Viskosität des Blutes (Fließfähigkeit)	Er hält den Blutfaserstoff in Lösung; kommt es zu einem Mangel, flocken die Faserstoffe aus, die Viskosität sinkt.	Blutverdickung (reguliert die Fließfähigkeit des Blutes, indem es den Faserstoff bindet), Schwerhörigkeit, Couperose (Äderchen im Gesicht), Besenreiser (Äderchen auf den Beinen)
chemische Gifte	Kalium chloratum Nr. 4 ist in der Biochemie nach Dr. Schüßler für die Bindung von so genannten chemischen Giften zuständig	Narkosen, Impfungen
2. Stadium im Verlauf einer Krankheit	Verliert der Organismus die erste Auseinandersetzung mit einer Krankheit, zieht diese in den Körper hinein. Die Krankheitsstoffe müssen in Lösung gehalten werden, die Drüsen (vor allem aber auch die Lymphknoten) müssen intensiv arbeiten.	Schwellungen der Lymphknoten, Husten, weiche Schwellungen im Gewebe

Kalium phosphoricum Nr. 5, D6

Bereich	biochemischer Zusammenhang	Anwendung
Energie, Lecithin, Nervensubstanz	Kalium phosphoricum bindet im Körper das Lezithin und ist damit für die Energie zuständig. Der Mineralstoff kommt in allen Gehirn- und Nervenzellen, im Blut und in den Muskeln vor.	Es ist das „Generalmittel" bei allen Erschöpfungszuständen seelischer und körperlicher Natur. Platzangst, Lähmungserscheinungen, schlechten Nerven, Weinerlichkeit, Mutlosigkeit, Verzagtheit, auch bei Zahnfleischbluten, Zahnfleischschwund, ständiges Hungergefühl nach dem Essen
Gewebeaufbau	Dieser Mineralstoff wird in Verbindung mit Natrium chloratum Nr. 8 dazu verwendet, Gewebe aufzubauen.	Wachstum, Schwangerschaft, Regeneration bei Erschöpfung, Heilung von Wunden, Muskelschwund, alle Atrophien
Antiseptikum, hohes Fieber	Die Nr. 5 ist aber auch für den Körper „das" Antiseptikum. Wenn also eindringende Krankheitskeime oder was auch immer „desinfiziert" werden müssen, braucht der Organismus dringend Moleküle der Nummer 5. Üblicherweise stehen sie zur Verfügung. Wurden sie aber zum Beispiel durch sehr große Beanspruchung verbraucht - es ist ja auch das Energiesalz - muss Gewebe zerlegt werden, damit der Organismus an die notwendigen Moleküle der Nr. 5 herankommt.	Bei sehr hoher Temperatur: hohes Fieber, damit dann auch der Transport schnell vor sich geht. Das Ganze stellt für den Organismus einen dramatischen Ablauf dar, deshalb die große Eile durch die hohe Temperatur. Wenn dann bei solchen Vorgängen die Nummer 5 gegeben wird, wird nicht das hohe Fieber bekämpft, sondern die Notwendigkeit für hohes Fiebers aufgehoben. Mundgeruch (der nicht vom Zähneputzen weggeht), hohes Fieber (über 38,5°), nekrotisches Gewebe: Dekubitus, Ulcus cruris

Kalium sulfuricum Nr. 6, D6

Bereich	biochemischer Zusammenhang	Anwendung
Sauerstoff	Die Nr. 6 hat große Bedeutung für den Sauerstoff in der Zelle. Dieser Schüßler-Mineralstoff ist - neben der Nummer 3 - ein unentbehrlicher Sauerstoffüberträger und sorgt dadurch für regelmäßige Zellerneuerung.	Lufthunger, Klaustrophobie = Angst vor engen Räumen wegen angeblichen „Luft"mangels (Lift- und Seilbahnkabinen, Tunnelfahrten), wenn man keine Luft-Feuchtigkeit verträgt (die Menschen mit einem solchen Mangel lieben kühle trockene Luft), Asthma, Muskelkater, Darmpilz
Bauchspeicheldrüse	Der Mineralstoff ist der Betriebsstoff der Bauchspeicheldrüse - in- und excretorisch. Er hat Bedeutung für die Produktion des Insulins in den Langerhansschen Inseln.	Völlegefühl nach dem Essen, Übelkeit durch Aufregung, Diabetes Typ I (+ Nr. 21)
Pigmentierung	Die Nr. 6 hilft bei der Pigmentierung der Haut durch Regulierung des Melanins, des Hautfarbstoffs.	Schuppen auf klebrigem Untergrund, chronische Hautkrankheiten, Pigmentflecken (Ablagerungen in der Haut), Muttermale
Zellreinigung	Kalium sulfuricum Nr. 6 ist der Betriebsstoff, der die Schadstoffe aus der Zelle ausschleust.	Neigung zu Pigmentflecken, Schwangerschaftsflecken, Muttermalen, Ablagerungen in der Haut und Allergien (Notwendige Kombination von Nr. 6 mit Nr. 10)
3. Stadium im Verlauf einer Krankheit	Es wird überall dort eingesetzt, wo der Stoffwechsel behindert oder träge geworden ist, besonders bei „hartnäckigen" Fällen.	chronische Krankheiten, die im Bereich der Schadstoffbelastung liegen, vor allem Hautkrankheiten, Schuppenflechte, Neurodermitis, Juckreiz

Magnesium phosphoricum Nr. 7, D6

Bereich	biochemischer Zusammenhang	Anwendung
Muskeln	Die Nr. 7 ist das Betriebsmittel für die unwillkürliche Muskeltätigkeit (glatte Muskulatur) und deshalb zuständig für die Tätigkeit der Drüsen, der Nerven, der peristaltischen Tätigkeit des Darmes (wurmartige Bewegung zur Vorwärtsbewegung des Nahrungsbreies), und für das rhythmische Zusammenziehen der Herzmuskulatur, obwohl die Herzmuskulatur nicht zur unwillkürlichen Muskulatur zählt.	Bei allen plötzlich auftretenden, einschießenden, bohrenden und krampfartigen Schmerzen ist Nr. 7 angezeigt. Magnesium steuert das vegetative Nervensystem und hat daher Einfluss auf die Tätigkeit von Herz, Kreislauf, Drüsensystem, Verdauungsorganen und Stoffwechsel. Krampfmittel bei unwillkürlichen Verkrampfungen (Bauchschneiden, Blähungen, Koliken, Regelkrämpfen, Angina pectoris, Migräne im Anfangsstadium), blitzartige Schmerzen, „heiße 7" (siehe Einnahme)
Nerven	Unwillkürliche, nervöse Spannungen im Menschen weisen auf einen Mangel auf Nr. 7 hin.	Lampenfieber, Schokoladenhunger, Juckreiz (entspannt die Oberflächenspannung der Haut), bei Schlafstörungen: ist ein gutes Schlaf - und Weckmittel (löscht das Licht aus und zündet es an), Prüfungen (am Abend ja, am Morgen nein!), Knödelgefühl im Hals (Globusgefühl), Kribbeln in den Füßen
Energie	Es ist ein bedeutendes Mittel für die Energiegewinnung in der Zelle, es wird an das ATP gebunden.	schwache Kondition und Dauerleistung, Muskelleistung

Natrium chloratum Nr. 8, D6

Bereich	biochemischer Zusammenhang	Anwendung
Flüssigkeit, Wärme	Die Nr. 8 reguliert den Flüssigkeits- und Wärmehaushalt. Es wird auch eingesetzt bei dumpfem Kopfschmerz und Konzentrationsstörungen, die durch einen Flüssigkeitsmangels im Gehirn entstehen.	Kälteempfindlichkeit, empfindlich gegen Luftzug, bei Brandverletzungen (bei frischen Verbrennungen wird ein Brei aufgelegt), rieselnde Schuppen auf dem Kopf, kalte Hände und Füße, viel oder wenig Durst, Schweißregulierung, „trockene" Haut (feuchtigkeitsarm), tränende rinnende oder trockene Augen, Bluthochdruck (nicht auf die ärztliche Begleitung verzichten!), Ödeme (Wasseransammlungen), „Schlabberbauch" – wenn das Wasser im Bauch gurgelt, weil zu viel getrunken wurde, helfen einige Tabletten von Natrium chloratum Nr. 8 hervorragend
Mucin (Schleimstoff)	Dieser Mineralstoff bindet den Schleim (Mucin) und baut damit alle Schleimhäute auf.	Fließschnupfen (wässrig), Nebenhöhlenprobleme, Blasen- und Nierenentzündung, Schlundbrennen (wenn es die Speiseröhre herauf brennt), Geruchs- und Geschmacksverlust
Knorpel, Bandscheibe, Augen	Die Nr. 8 besorgt den Stoffwechsel aller Körperteile, die wenig oder nicht durchblutet werden (Sehnen, Bänder, Knorpel, Bandscheiben, Augen). Natrium chloratum vermehrt die Zahl der roten Blutkörperchen und reguliert den Wärme- und Flüssigkeitshaushalt im Körper; es bildet außerdem das Knorpelgewebe und die Gelenksschmiere.	Bandscheibenschäden, Knorpelschäden, Gelenksgeräusche (Knacken in den Gelenken), trockene oder rinnende Augen, Katarakt (Grauer Star)

biologische Gifte	Es ist der Mineralstoff, der im Körper biologische Gifte unschädlich macht! Deshalb wird dieser Mineralstoff mit der Gicht in Zusammenhang gebracht, weil es sich hauptsächlich um unverarbeitete Purine handelt.	Insektenstiche, Hauptmittel bei Heuschnupfen, Gicht, Allergien (Hauptmittel)
Salzregulierung	Eines der sensibelsten Konzentrationsverhältnisse zwischen Mikro- und Makrobereich finden wir beim Kochsalz in unserem Körper. Obwohl es vom wissenschaftlichen Verständnis her nicht erklärt werden kann, wirkt das Natrium chloratum Nr. 8 ganz anders als das alltäglich verwendete Speisesalz.	bei Heißhunger auf salzige und stark gewürzte Speisen, salzig brennende Absonderungen, „Salzfluss" (salziger Geschmack im Mund, Salzkristalle unter der Achsel, weißer Rand, salzig brennende Tränenflüssigkeit kann einen entzündeten Lidrand verursachen, stark salzig schmeckender Schweiß)

Natrium phosphoricum Nr. 9, D6

Bereich	biochemischer Zusammenhang	Anwendung
Säureregulierung	Säurestarre/Bindegewebsstarre! Dieses Salz ist für die Regulierung der Harnsäure zuständig, damit es zu keinen Ablagerungen kommt. Die Nr. 9 ist das Generalmittel für fast alle Erkrankungen, die dem rheumatischen Formenkreis zugeordnet oder zu den Übersäuerungskrankheiten gezählt werden. Auch wird dieser Mineralstoff mit Neurodermitis in Zusammenhang gebracht, weil hier oft eine Übersäuerung ein Hauptproblem ist.	Sodbrennen (brennt nur im Magen „unten"), saures Aufstoßen, Gastritis, Rheuma, geschwollene Lymphknoten, chronische Mattigkeit/Müdigkeit, Heißhunger (wenn plötzlich etwas gegessen werden muss), Absonderungen des Körpers riechen sauer (Schweiß, Harn, wunder Hintern der Babies - Windeldermatitis), Orangenhaut, Gelenksschmerzen, Steinbildung Zur Problematik des Basenpulvers! Belegzellen, Magen und Bauchspeicheldrüse werden so stark irritiert, so dass der größte Basenpuffer, nämlich der Bikarbonatpuffer aus dem Gleichgewicht kommt.
Fetthaushalt	Es reguliert den Fettstoffwechsel.	Talgprobleme, Mitesser, Akne, fette/"trockene" Haare/Haut, Fettdickleibigkeit
Immunhaushalt	Die Säure hängt sich an die Lymphozyten, wodurch das Immunfeld empfindlich geschwächt wird.	Wunden heilen schlecht, Hautunreinheiten, häufige Entzündungen, Muskel- und Gelenksschmerzen.
Zuckerabbau		Hunger nach Süßigkeiten und Mehlspeisen

Natrium sulfuricum Nr. 10, D6

Bereich	biochemischer Zusammenhang	Anwendung
Leber, Schadstoffausscheidung	Die Leber baut mit Hilfe der Nr. 10, Natrium sulfuricum, die anfallenden Schlacken- und Belastungsstoffe in ausscheidbare Stoffe um.	Reißen und Ziehen in den Gelenken, Gicht - Rheuma – Schuppenflechte – Neurodermitis als Zusatzmittel, offene Beine - Unterschenkelgeschwüre, Juckreiz auf der Haut – juckende, beißende Ekzeme (Die Schlacke wird, so weit wie möglich über die Haut ausgeschieden. Da sie sehr scharf ist, juckt sie sehr stark auf der Haut.), Fieberblasen und Herpes (Cremegel!), Warzen, Muttermale, Schadstoffdickleibigkeit

Zucker	Die Leber steuert mit Hilfe dieses Mineralstoffes den Depotzucker.	hohe Zuckerwerte, Diabetes Typ II
Verschlackung	Im Gegensatz zu Nr. 8 (Kochsalz), das die Körperzellen im richtigen Maß mit Wasser versorgt und die Gifte ausscheidbar macht, transportiert die Nr. 10 überflüssiges Wasser aus dem Körper ab. Damit ist es das Mittel für Körperentschlackung und für die Ausscheidung von Giften; so ist es auch ein wichtiges Unterstützungsmittel für Leber und Galle.	Verschlackung (stinkende Winde - „Was du an Anstand verlierst, gewinnst du an Gesundheit!"), Durchfall, zerschlagenes Gefühl in den Gliedern (beginnende Grippe), verschwollene Augen (vor allem in der Früh), geschwollene Tränensäcke, Vergiftungskopfschmerz (Kater), Druck im Ohr, geschwollene Hände und/oder Füße
Dickdarm		Morbus Crohn, Colitis, Colitis ulcerosa

Silicea Nr. 11, D12

Bereich	biochemischer Zusammenhang	Anwendung
Bindegewebe	Silicea ist am strukturellen Aufbau des Bindegewebes beteiligt. Es stärkt das Bindegewebe bezüglich der Brüchigkeit.	Bindegewebsschwäche, Schwangerschaftsrisse, Dehnungsstreifen, Neigung zu blauen Flecken (Brüchigkeit der Aderwände), Leistenbruch (Manchmal ist eine Operation notwendig!)
Haut, Haare, Nägel	Es ist hauptverantwortlich für das Bindegewebe bezüglich der Brüchigkeit des Gewebes, vor allem zu erkennen an Haut, Haaren und Nägeln. Die Haut ist eines der wichtigsten Ausscheidungsorgane des Körpers und daher ein zuverlässiger Spiegel unseres Gesundheitszustandes.	übermäßige Faltenbildung, schlechte Haare – gespaltene Haarspitzen, Nägel – brüchig – lösen sich in Schichten auf
Nerven	Die Nr. 11 baut die Leitfähigkeit der Nerven auf.	Licht und Geräuschempfindlichkeit, Zucken der Lider - Mundwinkel, Tic, Ischiasschmerzen
Säure	Der Organismus neutralisiert mit Silicea Nr. 11 Säure. Mit der dann ungesteuerten, frei werdenden Makro Kieselerde ist dieser in der Lage, Säure zu binden.	Rheuma, stinkender Schweiß (Fußschweiß), Ohrgeräusche: pfeifend durch sklerotisch verengte Adern (Nr. 9 + Nr. 11)

Calcium sulfuricum Nr. 12, D6

Bereich	biochemischer Zusammenhang	Anwendung
Bindegewebe	Dieser Mineralstoff ist der Betriebsstoff für die Durchlässigkeit der Gewebe.	kompaktiertes Gewebe, Stockschnupfen, eitrige Mandel- und Halsentzündung, chronische Bronchitis, eitrige Mittelohrentzündung, Zahnfleischentzündung, Abszess, Eiterfistel
Säure	Durch Calcium sulfuricum Nr. 12 wird die im Bindegewebe gestaute Säure wieder frei, da das Bindegewebe wieder durchlässig wird.	Rheuma, Gicht, kompaktierte Falten
Schock	Die Nr. 12 hält das Leben im Fluss.	Schock (+ Nr. 5), traumatisiertes Gewebe (Schleudertrauma)

Schadstoffe	Dieser Mineralstoff, der hauptsächlich in Leber, Galle und den Muskeln vorkommt, wirkt schleimlösend und ausscheidungsfördernd.	geschwollene Hände und Füße, Katarrhe
Sekrete	Er hat Bedeutung bei allem, was der Organismus nach außen geben muss, weil er es nicht nach innen nehmen kann.	Sekrete bei nicht heilenden Operationsnarben, offene Beine, chronische, offene Eiterungen, aufgetriebene Entzündungen Knochen oder Knorpel (Gicht)

15 Erweiterungsmittel

Nr.	Name	Hauptanwendungsgebiet
Nr. 13	Kalium arsenicosum	Haut, Schwächezustände, Abmagerung, Dysmenorrhoe, Hypophyse, Hormone
Nr. 14	Kalium bromatum	Haut und Nervensystem, Beruhigungsmittel
Nr. 15	Kalium iodatum	Schilddrüsenmittel
Nr. 16	Lithium chloratum	gichtisch rheumatische Erkrankungen, schwere nervliche Belastungen, Niere
Nr. 17	Manganum sulfuricum	fördert die Aufnahme von Eisen im Körper, Energiestoffwechsel, Diabetes, Knorpelaufbau
Nr. 18	Calcium sulfuratum	Erschöpfungszustände mit Gewichtsverlust, Ausleitung von Schwermetallen und Xenobiotika
Nr. 19	Cuprum arsenicosum	Krämpfe - ZNS, Eisenstoffwechsel, Pigmentierung, Schilddrüse
Nr. 20	Kalium-Aluminium sulfuricum	Blähungskoliken, belastetes Nervensystem, Aluminium-Ausscheidung
Nr. 21	Zincum chloratum	Immunsystem, Infertilität, Haarausfall, Diabetes, Allergien, Wundheilung, Menstruationsbeschwerden, Nervenmittel
Nr. 22	Calcium carbonicum	Erschöpfungszustände, frühzeitiges Altern
Nr. 23	Natrium bicarbonicum	Säureüberladung, Schlackenausscheidung, träger Stoffwechsel
Nr. 24	Arsenum iodatum	Haut: nässende Ekzeme, jugendliche Akne Lungenerkrankungen
Nr. 25	Aurum chloratum natronatum	Menopause, Myome, Jetlag, PMS
Nr. 26	Selenium	Entgiftung, Antioxidans, Immunstoffwechsel, Infertilität, Schilddrüse
Nr. 27	Kalium bichromicum	Diabetes, Cholesterin

15 Erweiterungsmittel

Bei Anwendung der 15 Erweiterungsmittel muss bedacht werden, dass sie häufig in Kombination mit den jeweiligen 12 Basismitteln am wirkungsvollsten sind. Alle Erweiterungsmittel werden in D12 eingenommen!

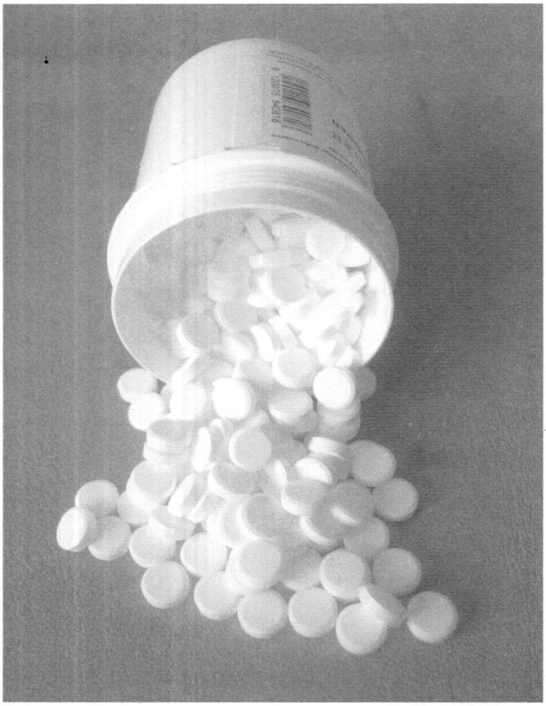

Kalium arsenicosum Nr. 13, D12

Dieser Mineralstoff ist ein wichtiger Stoffwechsel-Regulator mit antioxidativer Wirkung, d. h. er wirkt gegen die Freien Radikalen im Körper und deren schädliche Auswirkungen. Damit schützt er die Zelle und Mitochondrien vor dem Angriff von Freien Radikalen und weiters vor vorzeitigem Verfall, weil er die oxidativen Prozesse verlangsamt.

Kalium arsenicosum Nr. 13 hat Einfluss auf Schwächezustände, Herzschwäche und fördert die Herzmuskeldurchblutung. Es dämpft gesteigerte Stoffwechselprozesse mit Gewichtsverlust.

Das Mittel wirkt wie ein Anabolikum beim Darniederliegen der Lebenskräfte und dämpft übermäßigen Substanzverbrauch.

Besonders beeinflusst werden Haut, Schleimhaut, Nerven und Niere, deshalb wird es bei Haut-Verhornungsstörungen, juckenden Ekzemen, Hautleiden (chronische Hauterkrankungen mit heftigem Juckreiz, trockene Ekzeme) angewendet.

Bei Magen-Darmschmerzen, die mit Brechdurchfällen einhergehen und zu einem raschen Kräfteverfall führen, Magen- und Darmentzündungen und wässrigen Durchfällen wird dieser Mineralstoff ebenfalls empfohlen.

Hinweis: Viele rückgemeldete Erfahrungen mit diesem Mittel gibt es in Beziehung zur Hypophyse. Sie ist das zentrale Steuerungsorgan des gesamten Hormonsystems. Daraus ergibt sich ein breites Wirkungsspektrum für hormonelle Fehlregulation, wie Wechseljahrbeschwerden, Störungen der Schilddrüse, der Nebenniere und bei Hypophysenadenom.

Weitere Anwendungen: unerfüllter Kinderwunsch (Männer und Frauen), Geburt, Stillen, Minderwuchs und Gigantismus, Schilddrüsenprobleme, Stress.

Kalium bromatum Nr. 14, D12

Dieser Mineralstoff wird in der Biochemie nach Dr. Schüßler bei nervösen Störungen verwendet, denn es wirkt beruhigend. Die Menschen mit einem Mangel an Kalium bromatum Nr. 14 sind ruhelos, nervös, hippelig, umtriebig oder im Gegenteil teilnahmslos. Eine innere Unruhe, ein inneres Vibrieren, wird berichtet, wobei die Menschen nach außen jedoch gelegentlich auch müde und antriebslos wirken können (kraftlos und trotzdem aufgewühlt).

Kalium bromatum wird bei Kopfschmerzen, als Folge geistiger Überanstrengung, bei Migräne und unter anderem als Beruhigungsmittel, bei Schlaflosigkeit und nervösen Sehstörungen empfohlen.

Schleimhautreizungen oder Regelstörungen können ebenfalls den Einsatz dieses Mittels empfehlenswert machen.

Die nervösen Zustände stehen immer mit Aufregung und/oder innerem Druck in Zusammenhang.

Eine kombinierte Gabe von Kalium bromatum Nr. 14 gemeinsam mit Kalium iodatum Nr. 15 ist daher bei großer innerer Unruhe empfehlenswert. Die Nr. 15 allein wird eher bei Herzrasen und einer gefühlsmäßigen Überforderung angewendet.

Kalium iodatum Nr. 15, D12

Kalium iodatum Nr. 15 ist „das" Schilddrüsenmittel in der Biochemie nach Dr. Schüßler. Iodid ist Bestandteil der Schilddrüsenhormone. Wegen seines Iodgehaltes ist Kalium Iodatum Nr. 15 ein geeignetes Regulativ zur Behandlung von Schilddrüsenstörungen. Es wird in der Biochemie nach Dr. Schüßler bei Struma, Über- oder Unterfunktion der Schilddrüse (Hyperthyreose oder Hypothyreose), die grundsätzlich als Fehlfunktion gesehen werden, angewendet.

Zu Beginn der Einnahme ist die Kombination mit Kalium bromatum Nr. 14 empfehlenswert, vor allem bei einer Hyperthyreose (Überfunktion), weil die Anfangsreaktionen auf diese Weise aufgefangen werden.

Die Begleitung einer Schilddrüsen-Funktionsstörung erfordert eine verantwortungsvolle Eigenbeobachtung und die Beratung einer erfahrenen Mineralstoffberaterin oder -Beraters. Es kann sein, dass die Anzahl der Tabletten, besonders am Beginn, mehrmals geändert werden muss, damit auf die Reaktionen des Anwenders individuell eingegangen werden kann. Außerdem ist meist die gleichzeitige Kombination mit anderen Schüßler Salzen notwendig.

In der Biochemie nach Dr. Schüßler haben sich weitere Anwendungen dieses Mineralstoffes bewährt: Nr. 15 Kalium iodatum dämpft erhöhten Blutdruck, dient der Anregung der Herz- und Hirntätigkeit und fördert die Verdauung. Es wird weiters bei Arteriosklerose und rheumatischen Gelenkschwellungen angewendet.

Anmerkung: Das über die Nahrung aufgenommene Iodid wird über die Blutbahn als Plasma-Iodid in die Schilddrüsenzellen aufgenommen und dort an das Protein (=Eiweiß) Thyreoglobulin gebunden. Das Iodid hat auch Radikalfänger Eigenschaften und stärkt das Immunsystem. Immerhin liegen 10% des Gesamtiodids im Körper ungebunden vor.

Zeichen für einen Mangel: Ein Mangel äußert sich vor allem am ständigen krampfhaften Räuspern, einem Druck am Hals, der sich bis zu einem Würgegefühl steigern kann. Kropf, Herzrasen und Schweißausbrüche sind weitere Zeichen für einen Mangel an Kalium iodatum Nr. 15.

Auch Schwindelgefühle gehören hierher. Bei Niedergedrücktheit und Weinerlichkeit aus dem Gefühl der Überforderung heraus ist ebenfalls Kalium iodatum Nr. 15 angebracht.

Lithium chloratum Nr. 16, D12

In der Biochemie nach Dr. Schüßler wird dieser Mineralstoff wegen seiner besonderen Wirkung auf gichtisch-rheumatische Erkrankungen mit schmerzhafter Anschwellung und Versteifung der Gelenke eingesetzt. Dies vor allem, wenn dabei die kleinen Gelenke der Extremitäten betroffen sind.

Die von diesem Mineralstoff erwirkte Lösung und Eliminierung von Harnstoff und Harnsäure braucht zur Kombination vor allem Natrium chloratum Nr. 8, wegen der Förderung der Ausscheidungsfunktion der Nieren. Soll die Harnsäureausscheidung aus Gewebe und Nieren gefördert werden, dann sollte immer auch an die Nr. 16 in Kombination mit Natrium phosphoricum Nr. 9 gedacht werden.

Lithium chloratum Nr. 16 wird auch bei Entzündungen der ableitenden Harnwege angewendet, was das enge Zusammenwirken mit Natrium chloratum Nr. 8 als Nierenfunktionsmittel nochmals betont. Aus diesem Grund kommt es zum Einsatz bei Nierenentzündungen, Nierenstauungen, Blasenentzündungen, Blasenkatarrhen und Harnröhrenkatarrhen, auch der so genannten Gichtniere.

Dieser Mineralstoff wird in der Biochemie nach Dr. Schüßler erfolgreich bei Beschwerden mit Beteiligung des Herzens, die sich in Herzstichen, Herzklopfen, Herzzittern und Herzflattern zeigen und auch bei Aderverkalkungen eingesetzt.

Lithium chloratum Nr. 16 beeinflusst den Schilddrüsenstoffwechsel. Dabei reguliert es die Iodaufnahme der Schilddrüse, was besonders bei Hyperthyreose (Überfunktion der Schilddrüse) Beachtung verdient.

Dieser Mineralstoff wird auch bei depressiven Zuständen immer wieder angewendet. Vor allem bei Schilddrüsenstörungen, die mit depressiver Verstimmung gekoppelt sind, sollte an eine Einnahme dieses Mineralstoffes gedacht werden.

Lithium chloratum Nr. 16 hat auch Bedeutung für die Immunabwehr, so z. B. auch zur Abwehr von Herpes Viren.

Anmerkung: Lithium kommt im menschlichen Körper nur in außerordentlich kleinen Mengen vor, so dass es lange gedauert hat, bis es überhaupt als ständiger Bestandteil des Körpers festgestellt werden konnte. Doch gerade bei diesem Mineralstoff zeigt es sich, dass es bei der Bedeutung eines Stoffes für den Körper vor allem auf seine angemessene Dosierung ankommt.

Manganum sulfuricum Nr. 17, D12

In der Biochemie nach Dr. Schüßler wird dieser Mineralstoff gemeinsam mit Ferrum phosphoricum Nr. 3 gegeben, wenn die Aufnahme des Eisens im Blut unterstützt werden soll. Es wird auch bei Blutstauungen in den Gefäßen angewendet.

Dieses Erweiterungsmittel in der Biochemie nach Dr. Schüßler unterstützt die Blutgerinnung und ist bei Arteriosklerose angezeigt, weil dadurch der Bildung von Plaques an den Innenwandungen der Blutgefäße vorgebeugt wird. Nervenschwäche oder Gedankenschwäche infolge Überarbeitung sind ebenfalls Anwendungsmöglichkeiten. Manganum sulfuricum Nr. 17 bildet auch ATP-Komplexe. Das sind Energiemoleküle, die innerhalb der Zelle in den Mitochondrien gebildet werden. Auf diese Weise unterstützt dieser Mineralstoff den Energiestoffwechsel.

Es wird bei Knorpelschäden eingesetzt, weil es einerseits die Knorpelbildung fördert, und andererseits den Knorpel vor oxidativer Schädigung, also dem Angriff von Freien Radikalen schützt. Daher ist die Einnahme dieses Salzes eine wichtige Zusatzmaßnahme bei rheumatoider Arthritis und bei wandernden rheumatisch-gichtischen Beschwerden.

Bei Osteoporose wird in Kombination mit Natrium chloratum Nr. 8 die Knochenmineralisation gefördert.

Beim Aufbau einer guten physischen Leistungsfähigkeit spielt Manganum sulfuricum Nr. 17 eine bedeutende Rolle. Daher kann es zusätzlich zur „Power Mischung" (siehe Seite 100) eingenommen werden, um den Energiehaushalt zu „pushen". Besonders Sportlern ist dies zu empfehlen.

Manganum sulfuricum Nr. 17 ist angezeigt bei Diabetes, weil es den Kohlenhydratstoffwechsel günstig beeinflusst.

Es wird aus der Erfahrung heraus bei Zahnschmerzen, Sehschwäche und Augenlidentzündungen angewendet. Außerdem wird der Harnstoffwechsel gefördert.

Calcium sulfuratum Nr. 18, D12

Die Anwendungen dieses Erweiterungsmittels gehen vor allem auf Schöpwinkel (1929, siehe Literaturverzeichnis Seite 135) zurück, der einige Erweiterungsmittel, unter anderem dieses, wie auch z. B. das Kalium bichromicum Nr. 27, in die Biochemie nach Dr. Schüßler eingeführt hat.

Als Anwendungsgebiete werden Erschöpfungszustände mit Gewichtsverlust (trotz Heißhunger) angegeben, denn es fördert die Glukosespeicherung in Leber und Muskulatur.

Offensichtlich ist dieses Salz vor allem wegen seines Sulfides eingeführt worden. Schöpwinkel beschreibt es als *„Bremse gegen eine hemmungslose Oxydation"*. Joachim Broy (2008, siehe Literaturverzeichnis Seite 135) zitiert ihn in seinem Buch über die Ergänzungsmittel zur Mineralstofftherapie nach Dr. Schüßler. Angereichert ist es in Leber und Bauchspeicheldrüse.

Wird die verdünnte Form von Calcium sulfuratum

Nr. 18 als Regulans der Oxidationsprozesse bei der Disulfidbrückenbindung / bzw.-spaltung gesehen, dann gewinnt dieses Mittel eine neue Dimension.

Für die Ausleitung von Schwermetallen, besonders auch Quecksilber und Blei, hat dieser Mineralstoff sicher eine besondere Bedeutung.

Hinweis: Er ist ein Hauptbestandteil des Hepaxen, einer registrierten Schüßler Salz Mischung der Adler Pharma, zur Ausleitung von Schadstoffbelastungen, vor allem von Amalgam, besonders nach dessen Entfernung. (Genaue Beschreibung siehe auf Seite 132)

Cuprum arsenicosum Nr. 19, D12

Cuprum arsenicosum Nr. 19 wurde von Schöpwinkel in die Reihe der Erweiterungsmittel eingeführt.

Kupfer ist ein essentielles Spurenelement und ein wichtiger Enzym – Bestandteil vor allem von Transportproteinen. Es hat Bedeutung für den Hämoglobinaufbau und die Neubildung von roten Blutkörperchen. Es ist besonders in der Leber angereichert.

Relative Kupfermängel im Körper müssen nicht mit hohen Dosierungen sofort aufgefüllt werden. Eine Einnahme nach den Gesichtspunkten der Biochemie nach Dr. Schüßler, im Sinne eines feinstofflichen, intrazellulären Auffüllens von Speichern im Körper durch Cuprum arsenicosum Nr. 19 erscheint uns sinnvoller.

In der Biochemie nach Dr. Schüßler werden Cuprum arsenicosum Nr. 19 und Zincum chloratum Nr. 21 oft kombiniert.

Eisenhaushalt: Die Nr. 19 wird in der Biochemie nach Dr. Schüßler angewendet, wenn der Eisenhaushalt aufgebaut werden muss und zwar in Kombination mit Ferrum phosphoricum Nr. 3 und Manganum phosphoricum Nr. 17.

Weitere Anwendungsmöglichkeiten ergeben sich für Cuprum arsenicosum Nr. 19 aus seinen krampflösenden Eigenschaften vor allem im Bereich der Nerven. Auch bei Krämpfen des Zentralnervensystems, weshalb es auch bei Epilepsie begleitend zur ärztlichen Behandlung eingesetzt werden kann. Es wird auch bei Keuchhusten eingesetzt.

Die Nr. 19 hat einen Einfluss auf die Bildung der Schilddrüsenhormone, wirkt antioxidativ, ist wichtig für den Bindegewebsstoffwechsel, den Cholesterinstoffwechsel, ist angezeigt bei PMS und Menstruationsbeschwerden und kann auch bei Restless legs angewendet werden.

Es hat Bedeutung für die geistige Entwicklung von Kindern, weil es für den Gehirnstoffwechsel große Bedeutung hat.

Eine Kombination mit anderen Mineralstoffen ist sinnvoll. Dabei wird es mit Erfolg bei Fieberkrämpfen, Koliken des Magen-Darm Traktes, chronischen Kopfschmerzen und bei Stressbelastungen eingesetzt.

Der Bindegewebs- und Knochenaufbau wird unterstützt, vor allem in Kombination mit Manganum sulfuricum Nr. 17 und Zincum chloratum Nr. 21 in Kombination zu den 12 Basismitteln der Schüßler Salze.

Bräunung der Haut: Die Bildung des Melanins, des Pigmentierungsstoffes der Haut, braucht die Anwesenheit von Kupfer. Die Regulierung und Verteilung der Hautpigmente geschieht in der Biochemie nach Dr. Schüßler mit Hilfe von Kalium sulfuricum Nr. 6. Für die Bildung der Pigmente selbst jedoch ist Cuprum arsenicosum Nr. 19 notwendig.

Kalium-Aluminium sulfuricum Nr. 20, D12

Auch dieses Mittel geht auf Schöpwinkel zurück.

Aluminium: Aluminium kommt im alltäglichen Leben des Menschen vielfältig vor, es wird in der Industrie wegen seiner leichten Verarbeitung gerne verwendet. Die Menschen kommen unentwegt damit in Kontakt. Dabei kann es langfristig, vor allem bei älteren Menschen, zur Anreicherung von Aluminium im Gehirn kommen. Das kann sich fatal auswirken, denn es fördert die Entstehung von Vergesslichkeit und fortschreitender Demenz. Aus diesem Grund rückt die wahllose Verwendung dieses Leichtmetalls immer mehr ins Zentrum einer kritischen Betrachtungsweise.

Aluminium wird eingesetzt in Deodorants, Cremen, in Impfstoffen zur Verbesserung der Immunantwort, als Alufolie zum Kochen und in Tetrapacks, was vor allem ungünstig bei Fruchtsaftverpackungen ist.

Eine Ausscheidung der Aluminiumbelastung ist daher eine wichtige Anwendungsmöglichkeit dieses Mineralstoffs, Kalium Aluminium sulfuricum Nr. 20.

Hinweis: Es kann bei der Einnahme vorerst ein metallischer Geschmack auftreten.

Es ist Bestandteil der Impfmischung (siehe Seite 79) und sollte vor und nach Impfungen angewendet werden, vor allem, wenn Aluminiumverbindungen enthalten sind.

Der Mineralstoff wird traditionell auch bei Verstopfung und Blähkoliken eingesetzt.

Irritationen des Nervensystems durch eine vorliegende Aluminiumbelastung, auch aufgrund vielfältiger Verwendung des Aluminiums im Alltag, sind ebenso ein Anwendungsgebiet für Kalium Aluminium sulfuricum Nr. 20 wie Schleimhauttrockenheit, trockener Husten, Mund- und Halstrockenheit, trockene spröde Haut und Verstopfung.

Zincum chloratum Nr. 21, D12

Dieses essentielle Spurenelement hat weit reichende Bedeutung für unseren Stoffwechsel. In der Biochemie nach Dr. Schüßler kann, im Gegensatz zur medizinisch wissenschaftlichen Empfehlung, Zink mit Kupfer kombiniert werden, Zincum chloratum Nr. 21 + Cuprum arsenicosum Nr. 19.

Die Anwendungsmöglichkeiten von Zincum chloratum Nr. 21 sind weit gestreut. Die Milz und die Lymphozyten sind besonders reich an Zink.

Zink ist ein bedeutender Betriebsstoff für den Stoffwechsel der Augen: Zincum chloratum Nr. 21 wird deshalb angewendet bei Störungen der Hell/Dunkeladaption und Lichtempfindlichkeit.

Dieses Erweiterungsmittel ist am Aufbau von Haut, Haaren und Nägeln beteiligt. Zincum chloratum Nr. 21 wird bei brüchigen Nägeln, gerillten Nägeln und/oder weißen Flecken auf den Nägeln, aber auch Haarausfall angewendet. Auch schlechte Wundheilung und Abszesse brauchen diesen Mineralstoff, meist in Kombination mit den entsprechenden Basismitteln der Biochemie nach Dr. Schüßler.

Zincum chloratum ist ein wichtiges Steuerungsmittel für den Aufbau von bedeutenden Faserstoffen im Körper, wie z. B. Kollagen und Elastin. Daher ist es ein bedeutender Zusatzstoff in der Kombination mit anderen Schüßler Salzen bei Wachstumsstörungen, Osteoporose und bei Schwangerschaftsstreifen.

Für die Bildung der Sexualhormone wird Zink ebenfalls benötigt. Daraus ergibt sich ein weiteres Einsatzgebiet von Zincum chloratum Nr. 21 bei verzögerter sexueller Entwicklung bei Kindern und Unfruchtbarkeit, ohne organische Störungen, sowohl bei Männern als auch bei Frauen.

Zincum chloratum Nr. 21 ist ein wichtiges Erweiterungsmittel vor allem im Bezug zum Basismittel Natrium chloratum Nr. 8 und kann in folgenden Fällen direkt parallel eingesetzt werden: wenn das Geruchs- und Geschmacksempfinden reduziert ist, bei Ekzemen, Allergien und Schleimhautproblemen.

Für die Nerven ist Zincum chloratum Nr. 21 ebenfalls bedeutungsvoll. Dabei wird es angewendet bei Nervosität, schlechtem Einschlafen (Einschlafmischung siehe Seite 59), Unruhe und bei Stressbelastung.

Es sollte in Kombination mit anderen Mineralstoffen eingesetzt werden zur Unterstützung der Alkoholentgiftung der Leber, bei Immunschwäche und zur Unterstützung von Sportlern.

Bei vorliegender Schwermetallbelastung wird körpereigenes Zink verbraucht, wodurch es zu einem Mangel an diesem Erweiterungsmittel kommt.

Es wirkt außerdem antioxidativ. Daher ist Zincum chloratum Nr. 21 Bestandteil der Antioxidantienmischung (siehe Seite 44) in der Biochemie nach Dr. Schüßler.

Hinweis: Zincum chloratum Nr. 21 ist sehr bedeutend im Stoffwechsel der Bauchspeicheldrüse und beeinflusst die Bildung des Zink - Insulin Speichers. Daher sollte bei Diabetes nicht auf die Einnahme von Nr. 21 vergessen werden. Bitte achten Sie unbedingt darauf, dass der Blutzuckerspiegel während der Einnahme der Diabetesmischung öfter kontrolliert wird, damit eventuell auf eine niedrigere Insulindosierung umgestellt werden kann.

Calcium carbonicum Nr. 22, D12

Calcium carbonicum Nr. 22 beeinflusst die Konstitution eines Menschen. Diese Umstimmung leitet einen langsamen, aber anhaltenden Prozess ein. Es wirkt sich auf das vegetative System aus und steuert Nahrungsaufnahme und Ausscheidungen.

Es wird bei allen Knochenleiden eingesetzt, vor allem verstärkt es die Aushärtung der Knochen.

Menschen, die sich unter Aufbringung ihres Willens ständig überfordern, überarbeiten, überschreiten oft die Grenzen ihrer körperlichen Leistungsfähigkeit, was einen Mangel an diesem Erweiterungsmittel fördert. Das antlitzanalytische Zeichen von Schlupflidern bildet sich verstärkt aus.

Auch das Leben im Gebirge („Innergebirg") scheint diesen Mineralstoff im Körper zu erschöpfen, weil der Mensch sich permanent gegen die starke Strahlung der Berge abschirmen muss.

Die Nr. 22 ist ein Kindermittel. Besonders für alle Kinder mit Entwicklungsrückständen, wenn sich die Fontanelle schwer schließt oder spät geschlossen hat. Auch bei Kindern mit dickem Bauch und dünnen Gliedern kann dieser Mineralstoff angewendet werden.

Anzuwenden bei Neigung zu chronischen Schleimflüssen, Schleimhautkatarrhen der Augen, Ohren und Luftwege, bei Durchfällen, schwächlichem Körperbau und schlechter Ernährung.

Wenn eine Anlage zum Dickwerden in jungen Jahren besteht, kann auch an dieses Mittel gedacht werden.

Frühzeitiges Altern: Es ist zu beobachten, dass Menschen mit einem Mangel an Nr. 22 älter aussehen, als sie wirklich sind.

Natrium bicarbonicum Nr. 23, D12

Natrium bicarbonicum Nr. 23 hat Bedeutung für die Bindung und den Abtransport des sich in den Geweben ständig bildenden Kohlendioxids. Es gehört zum ständigen Bestand des menschlichen Blutes und wirkt einer Übersäuerung entgegen. Es wird auch bei allen starken Übersäuerungen im Gewebe zusätzlich eingesetzt.

Bei Neigung zur starken Übersäuerung im Magen gegeben, hat es auch direkten Einfluss auf die Tätigkeit der Bauchspeicheldrüse in Bezug auf das basische Bikarbonat.

Es ist ein wichtiges Mittel bei Gicht und Rheuma. Sein Einsatz kann auch bei vermehrter Fettanlagerung im Körper sinnvoll sein. Außerdem regt es einen trägen Stoffwechsel an.

Die Ammoniakentgiftung in der Leber wird mit Natrium bicarbonicum Nr. 23 angeregt, bzw. reguliert. Im Zuge der Harnstoffsynthese in der Leber werden Hydrogencarbonat und Ammonium-Ionen, die durch eine Überlastung des Organismus mit Säure entsteht, abgebaut. Damit Ammoniak ausgeschieden werden kann, wird es in der Leber zu Harnstoff umgebaut, weil dieser nicht giftig ist und über die Nieren ausgeschieden werden kann.

Hinweis: Dieser Mineralstoff unterstützt die Ausscheidung aller Substanzen, die über den Harn ausgeschieden werden müssen.

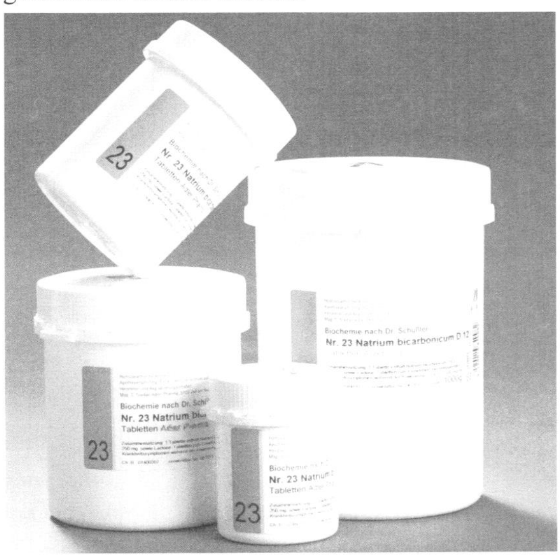

Arsenum iodatum Nr. 24, D12

Arsen hat eine große Affinität zu allen Stoffen, die direkt oder indirekt mit der Verbrennung und Energiefreisetzung zu tun haben. In Spuren kommt es in allen Zellen vor. Vor allem bremst es die Stoffwechselvorgänge und spart Energie, es senkt den Grundumsatz.

Minimale Gaben von Arsen mobilisieren bereits in den Geweben fixiertes Gift und bringen es zur Ausscheidung. Deshalb kann es bei Arsenablagerungen eingesetzt werden, um diese Belastung zu reduzieren.

Arsenum iodatum Nr. 24 wird angewendet bei allergischen Erkrankungen der Haut und von Schleimhäuten sowie bei chronisch juckenden Hautausschlägen. Im Akutfall lindert es besonders rasch die Beschwerden. Deshalb ist es Bestandteil der „Allergie- oder Heuschnupfenmischung“ (siehe Seite 42).

Sein Einsatz wird außerdem empfohlen bei allergischem Asthma, verminderter Lungenfunktion, Schwächung bei oder nach Lungenkrankheiten und chronischer Bronchitis mit zähem Bronchialsekret.

Es wird verwendet bei nässenden Ekzemen, Psoriasis und Akne rosacea, natürlich in der entsprechenden Kombination mit anderen Schüßler Salzen.

Anzuwenden ist es auch bei Hyperthyreose, Abmagerung und permanentem Kältegefühl mit Blaufärbung der Extremitäten.

Aurum chloratum natronatum Nr. 25, D12

Gold: Das „biochemische Gold“ ist regelmäßiger Bestandteil des Körpers. Gold ist vor allem angereichert im Gehirn und der Aorta. Es hat insgesamt große Bedeutung für die Arterien. Es ist an der Regelung der Körperkerntemperatur beteiligt und beeinflusst die Durchblutung der Peripherie. Es ist außerdem blutdruckregulierend in der Kombination mit anderen Mineralstoffen nach Dr. Schüßler.

Aurum chloratum natronatum Nr. 25 wird aus diesen Zusammenhängen heraus angewendet bei Herzkrankheiten, Arteriosklerose und Beschwerden bei Angina pectoris (Brustenge, Herzenge).

Es ist wichtig für das Zentralnervensystem und kann bei depressiven Verstimmungen eingesetzt werden.

Dieser Mineralstoff beeinflusst die Zirbeldrüse und dadurch indirekt die ausreichende Ausschüttung von Melatonin, dem „Rhythmushormon“. Ältere Menschen zeigen nachts nicht mehr so hohe Melatoninwerte, weshalb der Einsatz von Aurum chloratum natronatum Nr. 25 bei Schlafstörungen älterer Menschen angezeigt ist.

Auf die rhythmischen Zyklen des Menschen eingehend, ergeben sich folgende Anwendungsmöglichkeiten: Menstruationsbeschwerden, depressive Verstimmungszustände, PMS, Hormonschwankungen, vor allem im Wechsel der Frau, Einfluss auf Schlaf-Wachrhythmen, Jetlag, Schlafstörungen.

Dieser Mineralstoff ist ein bedeutendes Mittel für Frauen, wobei zu den schon erwähnten Anwendungen folgende weitere kommen: Myome, Zysten, Polypen, Entzündungen und Verhärtungen der weiblichen Geschlechtsorgane, wenn die Pap-Werte nicht in Ordnung sind.

Aber auch für Männer kann diese Nummer von Bedeutung sein: Entzündungen und Verhärtungen von Hoden und Prostatahyperthrophie.

Aurum chloratum natronatum Nr. 25 und Knochen haben eine intensive Beziehung, weshalb es bei speziellen Belastungen zur Anwendung kommt: nächtliche Knochenschmerzen, Gelenksrheuma, degenerative Knochenerkrankungen, generell wie bei Arthrose.

Selenium Nr. 26, D12

Selenium Nr. 26 wird sehr oft in Kombination mit Natrium sulfuricum Nr. 10 eingesetzt, besonders um die oxidative Belastung der Leber zu verringern und die Entgiftungsleistung dieses bedeutenden Organs zu verbessern.

Auf diesem Hintergrund kann die Kombination

von Natrium sulfuricum Nr. 10 und Selenium Nr. 26 bei Herpesanfälligkeit verstanden werden. Dieser Mineralstoff wird auch in der Krebsprävention eingesetzt.

Es schützt auch die Bauchspeicheldrüse, ist am Aufbau des Insulinmoleküls beteiligt und wird begleitend bei Diabetes genommen.

Selenium Nr. 26 hat Einfluss auf die Schilddrüse. Es regt die Schilddrüsentätigkeit an und reguliert die Überführung von T4 (Tetraiodthyronin) in das biologisch aktivere T3 (Triiodthyronin). Beides sind Schilddrüsenhormone.

Es ist in der Antioxidantienmischung (siehe S. 44) der Biochemie nach Dr. Schüßler enthalten.

Selen, gebunden an ein Enzym, die Glutathionperoxidase, ist ein wichtiger oxidativer Zellschutz und hat große Bedeutung für die Leber, Augenlinse, Erythrocyten, Phagocyten und Thrombocyten.

Dieser Mineralstoff wird daraus folgernd bei Augenerkrankungen und Sehstörungen eingesetzt, auch Netzhaut und Iris sind besonders reich an Selen.

Selenium Nr. 26 ist wichtig für den immunologischen Aufbau eines gesunden Abwehrsystems, ist Virus – und entzündungshemmend.

Außerdem ist die Anwendung empfehlenswert bei Arteriosklerose.

Selenium Nr. 26 kann auch bei Thromboseneigung in Kombination mit weiteren Mineralstoffen empfohlen werden. Es wird auch vorbeugend in Kombination mit anderen Mineralstoffen zur Vorbeugung der Flugthrombose eingesetzt.

Selenium Nr. 26 bindet unter anderem Schwermetalle. Anzuwenden ist es auch bei Beschwerden, die mit Erschöpfung einhergehen, leichter Erschöpfbarkeit, Nachlassen der körperlichen und geistigen Leistungsfähigkeit.

Auch bei Alkoholentzug und Raucherentwöhnung ist es ein wichtiger Begleitmineralstoff.

Kalium bichromicum Nr. 27, D12

Auch Schöpwinkel (1929, siehe Literaturverzeichnis Seite 135) hat schon mit diesem Mittel gearbeitet. Er setzt es zum Zweck der Reinigung und Erneuerung des Blutes ein, besonders bei Anämie, aber auch bei Diabetes. Er behandelt Basedow-Erkrankungen und Erkrankungen der Nebennieren durch Einsatz dieses Mineralstoffes.

Schöpwinkel empfahl dieses Mittel zur Vermehrung der Chromoproteide im Blut zur Erneuerung und Reinigung des Blutes bei Anämie.

Chrom ist Bestandteil des Glukosetoleranzfaktors, daher ist die Anwendung von Kalium bichromicum Nr. 27 bei Diabetes ein bedeutsamer Mineralstoff in der „biochemischen“ Diabetesmischung. (Siehe dazu auch die Ausführungen zu Zincum chloratum Nr. 21 und im Nachschlageteil Seite 56)

Kalium bichromicum Nr. 27 ist an der Regulierung der Cholesterinwerte beteiligt und wird deswegen auch zur Arteriosklerosevorbeugung angewendet.

Es wird angewendet bei Akne, ist ein Mittel bei allen Schleimhautkatarrhen, besonders bei sehr zähsträhnigen Schleimabsonderungen (in Kombination mit Kalium chloratum Nr. 4).

Bei geschwürartigen Veränderungen der Haut (langwierige Hornhautgeschwüre) und chronischen Eiterungen oder Katarrhen sollte an eine Kombination mit Calcium sulfuricum Nr.12 gedacht werden.

Psychischer und physischer Dauerstress führt zur vermehrten Chromausscheidung. Auch Sportler scheiden vermehrt Chrom aus, daher ist die Gabe von fein verteiltem Chrom, als Kalium bichromicum Nr. 27 für Sportler von großer Bedeutung.

Hinweis: Kalium bichromicum Nr. 27 beeinflusst den Hunger-Sättigungs-Mechanismus und kann so eine Gewichtsabnahme fördern. Chrom ist ein Bestandteil des Glukosetoleranzfaktors ist, der den Einstrom von Glukose in die Zellen steuert.

Die äußere Anwendung der Mineralstoffe nach Dr. Schüßler ist ein unverzichtbarer Bestandteil dieser Methode und bringt oft erst durch ihren Einsatz den gewünschten Erfolg. Allerdings muss bedacht werden, dass die äußeren Zeichen nur die Spitze des Eisberges darstellen. Die meisten Betriebsstörungen, die zum jeweilig angezeigten Mineralstoff passen, sind nicht sichtbar und betreffen so genannte versteckte Probleme. Deshalb wäre es problematisch, würde man bei äußerer Anwendung der Schüßler Salze die Einnahme vernachlässigen.

Andererseits wird der Anwender vielleicht seine Geduld verlieren, wenn er z. B. bei Hornhaut auf den Fersen lange Zeit richtigerweise Calcium fluoratum Nr. 1 einnimmt und die Hornhaut nicht zurückgeht. Dann hat der Organismus Bänder, Sehnen und vielleicht die Elastizität des Herzmuskels regeneriert. Damit aber der Anwender nicht warten muss, bis alle inneren Belastungen abgebaut werden und der Organismus sich der Hornhaut an den Fersen widmen kann, stellt die äußere Anwendung eine wichtige Mineralstoffzufuhr über die Haut an Ort und Stelle dar. Also sollten immer beide Wege, die Einnahme und die äußere Anwendung praktiziert werden, damit ein erfolgreicher Weg beschritten werden kann.

Bäder, Waschungen

Über die Haut können die Mineralstoffe hervorragend aufgenommen werden. Es muss dabei allerdings unter Körpertemperatur gebadet werden, damit die benötigten Mineralstoffe auch aufgenommen werden können. Über Körpertemperatur würde der Körper schwitzen und Säuren und Schadstoffe ausscheiden, wie es beim BaseCare Bad genutzt wird. Je nach den Belastungen werden die dafür notwendigen Mineralstoffe, die entweder dem Anwendungsteil entnommen werden oder auf Grund eigener Erfahrung bekannt sind, im Badewasser aufgelöst. Von jeder Nummer werden 10 bis 20 Tabletten genommen.

Die Anwendung kann auch als Fußbad, Unterarmbad und Handbad erfolgen, dabei werden nur 5 bis 7 Tabletten von jedem Mineralstoff genommen. Beim Einsatz der Tabletten als Waschung, vor allem bei bettlägerigen Menschen, wird je nach Umfang der Waschung die entsprechende Anzahl von Mineralstofftabletten aufgelöst. Ganz-, Teil- oder Kopfwaschungen sind möglich.

Auflegen von Mineralstoffen

Eine hervorragende Möglichkeit, die Mineralstoffe nach Dr. Schüßler über die Haut in den Körper einzuschleusen, besteht in ihrer Anwendung als Brei. Dabei werden die jeweils benötigten Tabletten in Wasser aufgelöst, bis ein Brei mit joghurtähnlicher Konsestenz entsteht. Er wird nach dem Auftragen mit einer Frischhaltefolie abgedeckt, damit er nicht zu schnell austrocknet.

Im Anwendungsteil wird jeweils auf die vorteilhafteste äußere Anwendung verwiesen. Werden die Mineralstoffe als Kompressen oder Umschläge eingesetzt, löst man sie auf und tränkt Tupfer, Mullbinden oder Tücher (Wickel) in der Lösung, wie z. B. bei Blähkoliken, oder als Lidkompressen.

Salben, Gele, Cremegele

Salben mit hochverdünnten Mineralstoffen haben den Vorteil einer leichten Depotwirkung. Sie werden entweder mehrmals am Tag hauchdünn aufgetragen, einmassiert, oder als messerrückendicker Belag auf die betroffene Hautpartie aufgebracht. Die Salbe wird durch einen Verband abgedeckt und täglich nach Bedarf erneuert. Diese Form der Anwendung eignet sich besonders gut für die Nacht.

Eine Salbe kann ohne weiteres auf eine gereinigte offene Wunde aufgetragen werden. Der Fettanteil ermöglicht durch den elastischen Wundrand ein krustenfreies Heilen, einer Narbenbildung wird vorgebeugt.

Fettfreie **Gele** werden nur für spezielle Anwendungen empfohlen. Werden sie länger angewendet, wird die Haut unansehnlich und verarmt an Fett.

Deshalb wird eine rückfettende Komponente hinzugefügt, was zu sehr erfolgreich anzuwendenden **Cremegelen** führt. Trotz des Fettanteils bleibt beim Cremegel die intensive Tiefenwirkung des Gels erhalten. Salben, Gele und Cremegele sind ebenso wie die Körperpflege „topische Anwendungen“. Aus diesem Grunde nennt die Adler Pharma ihre äußere Anwendung „Adler Topics“.

Mineralstoffe als Cremegele und Salben

Nr.	Mineralstoff	Anwendung
Nr. 1	**Calcium fluoratum**	Gewebeverhärtungen, Narbengewebe, verhärtete Lymphknoten, Drüsen, Krampfadern, Hämorrhoiden, Bänderschwäche (Schlottergelenke), Hornhaut, Schrunden, Risse, Nagelverwachsungen, Dammpflege (vor allem in der Schwangerschaft)
Nr. 2	**Calcium phosphoricum**	Muskelkrämpfe, Muskelspannungen, Verspannungen im Nacken, Spannungskopfschmerz, bellender Husten vor allem bei Kindern, bei unruhigem Herzschlag (Brustkorb), übermäßige Schweißbildung, Knochenbrüche, Schmerzen in alten Knochenbrüchen
Nr. 3	**Ferrum phosphoricum**	„Erste Hilfe", Verletzungen, Prellung, Zerrung, Entzündungen, pulsierendes Pochen, Rötung, Hitze, Schwellung, Abschürfungen, Gelenksentzündungen, akute Schmerzen, Sonnenbrand, Verbrennungen (in Verbindung mit der Nummer 8)
Nr. 4	**Kalium chloratum**	Husten, Hautgrieß, Couperose, Besenreiser, Krampfadern, Verklebungen, Verwachsungen, Abklingen von Entzündungen der Sehnenscheiden und der Schleimbeutel
Nr. 5	**Kalium phosphoricum**	Schlecht heilende Wunden, übel riechende Geschwüre, nekrotische Wundränder, Gewebsquetschungen (in Verbindung mit Nr. 4), Folgen von Überanstrengung (Tennisarm, Golfschulter), schwere Erschöpfungen in Muskeln, Überanstrengung des Herzens, Lähmungen (empfehlenswert ist das Cremegel, da es sehr schnell eindringt)
Nr. 6	**Kalium sulfuricum**	Hautschuppen, Hautpflege, eitrig-schleimige Absonderungen (Ekzeme, Neurodermitis, Schuppenflechte), Muskelkater, Druckgefühl im Oberbauch, bräunlich-gelblicher Schleim aus der Nase (Nasengel), bei Auftreten von bräunlich-gelbem Schleim im Bereich der Nase, Ohren, Neben-, Stirn- und Kieferhöhlen äußerlich auftragen
Nr. 7	**Magnesium phosphoricum**	Blitzartige, schießende, rasch die Stelle wechselnde Schmerzen (vor allem bei Koliken: Nieren-, Galle- oder Blasenstein, Blähungskrämpfe, Menstruationsbeschwerden), Magenkrämpfe, nervöses Hautjucken, „hektische Flecken", bei beginnender Migräne (auf Nacken, Stirne und Schläfen auftragen), bei Angina pectoris (Brustkorb), durch unwillkürliche Anspannungen verursachte Durchblutungsstörungen in den Extremitäten
Nr. 8	**Natrium chloratum**	Nässende Hautausschläge, Knorpelprobleme, Sehnen, Bänder, Gicht, Bandscheibenbeschwerden, Insektenstichen (bei heftigen Reaktionen zuerst einen Mineralstoffbrei auflegen)
Nr. 9	**Natrium phosphoricum**	Fette Haut, Akne, Pickel, Abszesse (Schweißdrüsenabszesse), Mitesser, geschwollene Lymphknoten, rheumatische Schwellungen (besonders der kleinen Gelenke), schlecht heilende Wunden
Nr. 10	**Natrium sulfuricum**	Geschwollene Hände und Füße infolge Verschlackung, Bläschen mit grünlichgelblichem wässrigem Inhalt, Sonnenallergie, Warzen (in Kombination mit der Nr. 4), Erfrierungen, Leber- und Gallenproblemen
Nr. 11	**Silicea**	Abgekapselte Eiterungen (in Kombination mit Nr. 9), Falten (besonders zur Vorbeugung), Bindegewebsschwäche, Bindegewebsrisse (Vorbeugung in der Schwangerschaft), nervöse Zuckungen, Leistenbruch, Nabelbruch, Blutergüsse
Nr. 12	**Calcium sulfuricum**	Gicht, Rheuma, offene Eiterungen

Die Adler Pharma produziert die einzelnen Nummern als Cremegele und Salben, sodass jeder Anwender sie für sich nach seinen Bedürfnissen mischen kann. Anleitungen dazu sind im Anwendungsteil angegeben. Es gibt aber auch vorteilhafte fertige Mischungen, die sofort angewendet werden können.

Außerdem produziert die Adler Pharma eine umfangreiche Palette von Produkten zur Körperpflege mit hochverdünnten Mineralstoffen, die auch viele Anwendungsmöglichkeiten eröffnet. Sie sind in jeder Apotheke zu bekommen, die sich der Biochemie nach Dr. Schüßler widmet.

Der Name Adler Topics bezeichnet die äußere Anwendung. Eine genaue Übersicht finden Sie auf Seite 125-127.

Mineralstoffe nach Dr. Schüßler und Nährstoffe

Es hat sich aus der Erfahrung der letzten Jahre vermehrt gezeigt, dass die Schüßler-Salze in bestimmten Fällen, nämlich bei schwereren, oder chronischen Mängeln in ihrer Wirkung sehr gut unterstützt werden, wenn bestimmte Nährstoffe gleichzeitig eingenommen werden.

Folgende Überlegung führt die Wirkungsweise zusammen und verdeutlicht so den ergänzenden Gedanken:

In der Biochemie nach Dr. Schüßler unterscheiden wir zwischen Funktionsmitteln und Baustoffen. Wir kennen diese Definition aus den oft zitierten Schriften Dr. Schüßlers.

Die Mineralstoffe sind also einerseits Körpersubstanz aufbauend, hier in relativ großer Menge wie zum Beispiel beim Kalzium als Baustoff des Knochens. Daneben gibt es aber auch fein verteilte Kalziumionen, die in den Zellen den Stoffwechsel steuern. Die Betrachtung dieser beiden Ebenen von Mineralstoffen ist sehr wichtig, denn im Körper gibt es für jeden Mineralstoff ein bestimmtes physiologisches Verhältnis zwischen Intrazellulär -und Extrazellulärkonzentration.

Dieses Verhältnis wird vom Organismus immer wieder ausgeglichen und über das Stoffwechselgeschehen relativ konstant gehalten. In unserer modernen biochemischen Schüßler-Sprache hat sich der Begriff für Makro–Mineralien als Baustoffe, oder extrazelluläre Mineralstoffe und Mikro–Mineralien als Funktionsstoffe, oder intrazelluläre Mineralstoffe relativ rasch eingebürgert.

Dieses Modell hilft uns die Wirkung und die biochemischen Zusammenhänge der potenzierten und dadurch hoch verdünnten Mineralstoffe zu verstehen und anzuwenden. Der fein verteilte Bereich der intrazellulär vorkommenden Bestände der Mineralien und Spurenelemente ist das „Schüßler Thema" und soll über die Schüßler Mineralstoffe aufgefüllt werden.

Natürlich darf auf Substanz aufbauende Mineralstoffe, wie z. B. Calcium, Kalium, Magnesium, Natrium und Kieselerde, die wir als Makro Ebene bezeichnen, nicht vergessen werden. Das Modell vom Mikro- und Makrobereich hat sehr viel für sich und ist durch Erfahrung gewachsen.

Werden nun die Schüßler-Salze nicht nur mit hoch dosierten Mineralstoffen, sondern mit verschiedenen Nährstoffen kombiniert, dann entsteht eine das Mikro/Makro- Mineralien - Modell übersteigende Synergie beider Therapieansätze. Auch aus den orthomolekularen Beratungen kommen die Hinweise vermehrt, dass eine Kombination mit den Schüßler Salzen die Wirkung der Nährstoffe unterstützt.

Jeder Schüßler Mineralstoff erfüllt vielerlei Aufgaben in unserem Körper, das heißt, er hat wichtige ganzkörperliche Funktionen, was in der entsprechenden Charakteristik jeweils beschrieben wird. Für die verschiedenen spezifischen Wirkungsbereiche der Mineralstoffe nach Dr. Schüßler brauchen wir jeweils bestimmte Nährstoffe, um die erwünschte synergistische Wirkung zu erzielen.

Auf diese Weise entsteht zu jedem Mineralstoff passend eine jeweils abgerundete, aufeinander abgestimmte Kombination von Nährstoffen. Ein Schüßler Mineralstoff mit den entsprechenden Nährstoffen kombiniert, führt zu einer wechselseitigen, einander unterstützenden, synergistischen Wirkung.

Diese Nährstoffkombinationen wurden in den 12 verschiedenen Zusammenstellungen der Adler Ortho Aktiv Kapseln verwirklicht und auf jeweils ein Schüßler Salz der gleichen Nummer abgestimmt.

Es sind bis jetzt die einzigen Nährstoffkombinationen, die analog zum Anwendungsbereich der Schüßler Salze hergestellt wurden, weshalb sie hier gesondert angeführt werden.

Eine Übersicht finden Sie auf Seite 128.

Entschlackung und abnehmen

Um den Körper erfolgreich von Schadstoffen und Säuren zu entlasten, das kompaktierte Bindegewebe von der Säure zu befreien und den gesamten Stoffwechsel anzukurbeln, bedarf es besonderer Anstrengungen.

Auf diese Anforderungen ist die Adler Pharma mit speziellen Produkten eingegangen. Es gibt eine Pulvermischung aus den Mineralstoffen nach Dr. Schüßler, das Zell Basic, das basische Entschlakkungsbad BaseCare, ein spezielles Mineralstoffbadesalz zum Abbau von ernegetischen Spannungen und nervösem Juckreiz, ein spezielles Ausleitungspulver (Hepaxen) bei Amalgambelastung und nach dem Wechsel auf einen unbelasteten Schlafplatz. Der Stoffwechseltee Adler Pharma rundet das Entschlackungspaket ab.

Hinweise und Erläuterungen finden Sie auf Seite 130-132.

Mineralstoffe nach Dr. Schüler und Bach-Blüten in Kombination!

Die Original Bach-Blüten-Heilweise wurde von dem englischen Arzt Dr. Eduard Bach (1886-1936) entwickelt. Die Bach-Blüten-Essenzen sind 38 speziell aufbereitete Blütenauszüge von wild wachsenden Pflanzen, die als Einzelmittel oder in individuell zusammengestellten Mischungen eingenommen werden.

Die Bach-Blüten-Heilweise geht davon aus, dass jeder körperlichen Krankheit eine Gleichgewichtsstörung aufgrund „charakterlich-emotionaler Gemüts Missverständnisse“ vorausgeht, die sich in Negativzuständen und Verhaltensmustern zeigt.

Das Symptom gilt als Ausdruck innerer belasteter Themen (z.B. Ungeduld, Groll, Besorgnis, Unsicherheit, Eifersucht, Angst, Mutlosigkeit, Prüfungsangst, Konzentrationsprobleme, Schlafstörungen, usw. ...)

Die Blütenessenzen wirken nicht über den physischen Körper, sondern direkt auf das Energiesystem, sie stellen den Kontakt zu unserem intuitiven Wissen (innere Stimme) wieder her. Daher regulieren sie disharmonische Zustände. Nach dem Verfahren von Dr. Bach werden primär nicht körperliche, sondern verschiedene, belastende Verhaltensmuster ausgeglichen.

Ständige Ängste, negative Gedanken, Unzufriedenheit und Kummer können krank machen.

Solche negativen Gemütszustände und Gefühle belasten und schwächen unser Immunsystem und schaden unserem Körper und unserer Gesundheit, ebenso wie eine permanente ungesunde Lebensweise.

Die Bach-Blüten-Essenzen können uns helfen diese negativen Gemütszustände schneller zu verlassen bzw. zu überwinden. Dadurch fühlen wir uns wohler und stärken unsere Abwehrmechanismen gegen Krankheiten.

Die Stärkung und die Harmonisierung des inneren Gleichgewichts bringen mehr Lebensmut, Lebensfreude, Optimismus und auch eine positivere Einstellung, speziell auch bei chronischen Krankheiten bzw. lang anhaltenden Beschwerden.
Besonders geeignet sind Blütenessenzen zur: Gesundheitsvorsorge, Bewusstseinsentwicklung, Charakterstärkung, zum Ausgleich disharmonischer Verhaltensmuster.

Eduard Bach:
„Krankheit ist weder Grausamkeit noch Strafe, sondern einzig und allein ein Korrektiv; ein Werkzeug, dessen sich unsere eigene Seele bedient, um uns auf unsere Fehler hinzuweisen, um uns von größeren Irrtümern zurückzuhalten, um uns daran zu hindern, mehr Schaden anzurichten – und uns auf den Weg der Wahrheit und des Lichts zurückzubringen, von dem wir nie hätten abkommen sollen.“

Bach-Blüten-Essenzen harmonieren besonders gut mit den Mineralstoffen nach Dr. Schüßler. Die gleichzeitige Anwendung und Einnahme stärkt den Körper und unser Energiesystem und bringt so den Menschen in Einklang. Der Mensch als Ganzes sollte immer gesehen werden!

Die spezielle Zusammenstellung der eizelnen Bach-Blüten-Essenzen wurde in Betrachtung der Thematiken im Buch, aus folgenden Sichtweisen zusammengestellt:

- charakterliche Struktur speziell im Zusammenhang mit der Schüßlerischen Heilweise
- Einzelblüte
- Meridianlehre
- Schienenlehre
- Hautzonen
- Elementenlehre

Bach-Blüten-Essenzen (Stockbottle) sind in jeder Apotheke erhältlich, auf Wunsch auch Ihre persönliche Mischung.

Wie sollen die im Buch beschriebenen Kombinationen der Bach-Blüten-Essenzen eingenommen werden?

Tropffläschchen- Methode:
Dosierung: 4 mal täglich 4 Tropfen
direkt auf die Zunge geben

Zubereitung einer Einnahmeflasche :
In eine 30ml Glasflasche mit Tropfeinsatz od. Pipette (aus der Apotheke) gibt man 10ml Alkohol (Weinbrand), 20ml Quellwasser (od. stilles Mineralwasser) und 2 Tropfen aus der Stockbottle von jeder Blüte, die im Moment benötigt wird, hinein. Mischen Sie nicht mehr als 6 -7 verschiedene Blütenessenzen. Danach die Flasche leicht schütteln.
Aus diese Weise zubereitete Einnahmeflaschen sind nur begrenzt haltbar, bitte nicht im Kühlschrank aufbewahren weil die Energetik der enthaltenen Blütenmischung darunter leidet. Ein 30ml Fläschchen reicht für ca. 6 Wochen.

Wasserglasmethode: 1 Tropfen Stockbottle in ein Glas Wasser (1/8 Liter) geben und über den Tag verteilt schluckweise einehmen.
(Am besten mit einem Kunststofflöffel umrühren.)

Wie lange sollen Bach-Blüten-Essenzen eingenommen werden ?

Solange die unausgeglichene Symptomatik besteht, sollte die Mischung angewendet werden. Die Begleitung von tief sitzenden Thematiken, wie zum Beispiel Mangel an Selbstvertrauen oder chronische Beschwerden erfordern mehr Geduld und Zeit, es sind einige Fläschchen notwendig.
Änderungen der Mischung sind manchmal nach ca. 4 Wochen zu überlegen, wenn sich das Beschwerdebild deutlich verändert hat. Eine neue Zusammensetzung sollte am besten mit einem ausgebildeten Bach-Blüten-Berater besprochen werden.
In akuten Lebenslagen und Situationen gibt es oft eine rasche Besserung der Symptomatik, es sind oft nur einige Tropfen bzw. ein Fläschchen notwendig.

Notfalltropfen - eine Mischung aus:

Rock Rose: gegen Panik - für Mut u. Standfestigkeit
Cherry Plum: gegen Angst, Unruhe - für Gelassenheit
Star of Bethlehem: bei Betäubung (Schock) - für Lebendigkeit und Leichtigkeit
Clematis: Teilnahmslosigkeit - im Jetzt sein können
Impatiens: gegen Angespanntheit - für Geduld, Sanftmut
Die Notfalltropfen sind nur dazu gedacht, rasche Hilfe zu bringen, wie es die Bezeichnug ausdrückt, aber nicht als Dauereinnahme. Im akuten Zustand kann die Dosierung erhöht werden, alle 10 – 30 Minuten, z. B. bei Schreck, Schock, Wespen- oder Bienenstichen, Platzwunden, Zahnarztbesuch, usw. … also wenn sie sich vor, in oder nach besonderen Stresssituationen befinden.

Andere Beispiele für Mischungen:

Lernschwierigkeiten

Chestnut Bud: Basisblüte bei Lernschwierigkeiten
Agrimony: wenn sich Ihr Kind leicht ablenken lässt
Gentian: für mehr Ausdauer, positive Erwartungshaltung
Clematis: unaufmerksam, vor sich hinträument
Larch: für mehr Selbstvertrauen, ich schaffe es!

Schulanfängertropfen

Gentian: für eine positive Einstellung dem Neuen gegenüber

Kindergartenanfänger

Mimulus: gegen die Angst vor dem Neuen
Larch: für mehr Selbstvertrauen
Walnut: für einen guten Wechsel in die neue Lebensphase
Honeysuckle: gegen das Heimweh nach der vertrauten Umgebung
Red Chestnut: erleichtertes Lösen von Bezugspersonen (Mutter, Vater)

Unterstützung der Gewichtsreduktion

Centaury: zum Essen nein sagen können
Walnut: Standhaft bleiben, durchhalten können
Chestnut Bud: Essgewohnheiten verändern können
und Gentian: Sie sind entmutigt; bei Rückschlägen
(Impatiens: wenn Kilos nur langsam purzeln)
Natürlich kann für jegliche Thematik eine unterstützende Mischung hergestellt werden, am besten sie sprechen mit einem ausgebildeten Bach-Blüten-Berater (eventuell in ihrer Apotheke) darüber.

Äußere Anwendung der Bach-Blüten-Essenzen:

Sie können auch in den Bach-Blüten-Essenzen baden oder Waschungen durchführen.
2 Tropfen der Blütenessenzen (Stockbottle) einfach in das Badewasser geben.
z. B.: Olive im Badewasser bringt mehr Energie für den ganzen Tag; Hornbeam bringt Schwung am Morgen

Auch in eine Cremegrundlage (Apotheke) eingearbeitet, zeigen die Blütenessenzen ihre Wirkung:
Zubereitung: 2 Tropfen der gewünschten Blütenessenz, eingearbeitet in 50ml Grundlage. Natürlich können Bach-Blüten-Essenzen auch in Schüßler-Cremegel-Mischungen eingearbeitet werden.
(z. B. bei Narben: Star of Bethlehem + Walnut in die Askinel)

Viel Erfolg beim Anwenden

Heidemarie Mayrhofer
Mineralstoffberaterin nach Dr. Schüßler
und diplomierte Bach-Blütenberaterin

Literaturhinweise:

Scheffer, Mechthild (2004). *Der original Bach-Blüten Check-up*. Heinrich Hugendubel Verlag: Kreuzlingen/München.

Schmidt, Sigrid (1997). *Bach-Blüten*. Gräfe und Unzer Verlag GmbH: München.

Bach, Edward Dr.; Petersen, J.-E. (2000). *Heile dich selbst mit den Bachblüten*. Droemer Knaur Verlag: München.

Scheffer, Mechthild (1995). *Bach-Blütentherapie Theorie und Praxis* (24. Aufl.). Hugendubel Heinrich GmbH.

Bach, Edward Dr. (2000). *Heile dich selbst*. Hugendubel Kreuzlingen.

Blome, Götz Dr. med. (2005). *Das neue Bach-Blüten-Buch* (2. Aufl.). VAK

Krämer, Dietmar; Simons, Anne (2003). *Neue Therapien mit Bach-Blüten*. Ansata Verlag: Interlaken Schweiz.

Bernard, Julian (1995). *Blüten für die Seele* (12. Aufl.). Integral Volkar-Magnum: Wessobrunn.

Chancellor, Philipp M. (1996). *Das große Handbuch der Bach-Blüten*. VPM: Rastatt.

Bachblüten bei körperlichen Beschwerden:

Die Blütenessenzen wirken direkt auf die Gemüts- und Farbebene des Menschen ein. Durch die Einnahme dieser Blütenessenzen kommt es auch zu Auswirkungen auf der körperlichen Ebene ganz im Sinne des Dr. Bach.

Die im Buch vorgestellten Kombinationen haben sich in der praktischen Anwendung bewährt.

Literatur zu den Ebenen im Menschen:
Schlüßler Salze für Körper und Seele
(siehe Literaturverzeichnis Seite 135)

Wenn Sie Fragen zu den Mineralstoffen nach Dr. Schüßler bezüglich der Dosierung oder der äußeren Anwendung oder sonstige Fragen haben, wenden Sie sich bitte an den Mineralstoffberater in Ihrer Apotheke oder direkt an den Apotheker Ihres Vertrauens. Bei länger andauernden oder akuten Beschwerden wenden Sie sich an Ihren Arzt. Auf die Einnahme der von Ihrem Arzt verordneten Medikamente darf nicht verzichtet werden.

Auswahl der jeweiligen Mineralstoffe:

Immer wieder wird festgestellt, dass für gleiche oder ähnliche gesundheitliche Störungen in den Büchern über die Biochemie nach Dr. Schüßler verschiedene Mineralstoffe bzw. Mischungen angegeben werden. Das hat seine Ursache darin, dass das gleiche Problem von verschiedenen Seiten angegangen werden kann.

Dazu ein **Beispiel**: Übelkeit kann durch einen Mangel an Kalium sulfuricum Nr. 6 entstehen, weil der Bauchspeicheldrüse zu wenig Betriebsstoffe zur Verfügung stehen, ausreichend Verdauungsenzyme zu produzieren. Übelkeit gibt es auch durch Überanstrengung und da besteht ein Mangel an Kalium phosphoricum Nr. 5. Übelkeit bzw. Ablehnng gegen das Essen besteht auch bei einem Mangel an Ferrum phosphoricum Nr. 3, weil Darmzotten und Darmwandungen zu wenig durchblutet sind und der Organismus sich der Auseinandersetzung mit den Speisen nicht aussetzt. Übelkeit könnte unter Umständen auch durch eine zu hohe Unruhe und Rastlosigkeit entstehen, die wiederum einen Mangel an Kalium bromatum Nr. 14 als Hintergrund hat.

So hängt es vom Blickwinkel des Autors und von seiner Absicherungsstrategie bei der Zusammenstellung der einzelnen Mineralstoffe ab, welche Mischung zusammengestellt wird. Wir neigen eher zu einer Sicherheitsmischung, in der möglichst alle Eventualitäten abgedeckt sind.

Charakterliche, emotionale und gemütmäßige Themen:

Die Mineralstoffe nach Dr. Schüßler sind nicht in der Lage solche Störungen direkt zu lindern oder gar zu beheben. Allerdings können sie den Menschen so stärken, dass er mit seinen „inneren“ Problemen besser zurecht kommt. Für solche Belastungen sind die Blütenessenzen oft die richtige Wahl und können die erwünschte Entlastung bringen. Auch wenn man Mineralstoffe nach Dr. Schüßler oder Blütenessenzen einnimmt, letztlich bleibt die eigene innere Arbeit nicht erspart.

Dosierung der Schüßler Salze allgemein:

In akuten Fällen alle 3 - 5 Minuten eine Pastille im Mund zergehen lassen. Bei chronischen Erkrankungen 7 - 10 Stück am Tag und in allen übrigen Fällen alle zwei Stunden eine Pastille im Mund zergehen lassen. Die Mineralstoffe nach Dr. Schüßler können schon ab dem Säuglingsalter verabreicht werden (auflösen und den Brei in den Mund geben, oder ins Flascherl - dabei wird allerdings die Wirkung abgeschwächt).

Die angegebenen Zahlen im Anwendungsteil haben folgende Bedeutung:

5-7 Stück: alle 2 Stunden eine Tablette, 10 Stück: jede Stunde eine Tablette, 20 Stück: jede halbe Stunde eine Tablette, 40 Stück bei akuten Ereignissen, das heißt, dass jede Viertelstunde eine Tablette eingenommen wird. Bei einer Angabe von drei Zahlen sollte mit der niedersten begonnen und dann langsam gesteigert werden.

Bei einer Mischung werden die angegebenen Mineralstoffe in eine kleine Schale gezählt, gemischt und dann über den Tag verteilt eingenommen. Durch eine Mischung werden die verschiedenen Ionenkanäle bedient. Die einzelnen Mineralstoffe haben verschiedene Kanäle in die Zelle, die dadurch optimal versorgt wird.

Äußere Anwendung: Hinweise dazu finden Sie auf Seite 125-127.

Dosierung der Adler Ortho Aktiv Kapseln: 3-mal täglich 1 Kapsel. Siehe dazu auch spezielle Hinweise auf Seite 128+129. Wenn zwei oder mehr Adler Ortho Aktiv Nummern angegeben sind, dann sind alle zu nehmen (nicht wahlweise).

Schlafplatz: Hinweise für einen unbelasteten Schlafplatz, um damit einer zentralen Ursache vieler Beschwerden vorzubeugen, finden Sie auf Seite 132-134.

Anwendungen	Adler Topics Adler Ortho Aktiv Blütenessenzen Tipps	Mineralstoffe	Stück/Tag
A			
Abführmittel: Folge von übermäßigem Gebrauch	Lange Anwendung von Abführmitteln hat einen Mangel an Kalium zur Folge Blütenessenzen: Agrimony, Crab Apple, Olive, Chestnut Bud	Calcium fluoratum Nr. 1 Kalium phosphoricum Nr. 5 Magnesium phosphoricum Nr. 7 Natrium chloratum Nr. 8 Natrium sulfuricum Nr. 10	5-7 15-20 „heiße 7" 10-15 10
Ablagerungen: durch Säurebelastung	BaseCare Bäder Adler Ortho Aktiv Nr. 9 Basische Gemüsebrühe Basische Ernährung! Blütenessenzen: Beech, Oak, Olive, Rock Water	Calcium phosphoricum Nr. 2 Natrium phosphoricum Nr. 9 Silicea Nr. 11 Natrium bicarbonicum Nr. 23	10 10-20 7 7
Ablehnung von …	Siehe: Bedürfnis nach …		
Abmagerung ärztliche Abklärung!	Es gibt Menschen, die vor lauter Stress auf das Essen vergessen – hier ist das "zur Ruhe kommen" erste Voraussetzung für eine Verbesserung. Blütenessenzen: Oak, Elm, Impatiens	Calcium phosphoricum Nr. 2 Kalium phosphoricum Nr. 5 Natrium chloratum Nr. 8 Natrium phosphoricum Nr. 9 Silicea Nr. 11 Kalium arsenicosum Nr. 13 Calcium sulfuratum Nr. 18	10 10-15 10-15 10 7 7 10-15

Bei unerklärlicher **Gewichtsabnahme** oder **Abmagerung** muss unbedingt durch einen Arzt die Ursache gefunden werden.
Blütenessenzen zur Unterstützung der Gewichtsabnahme:
Centaury: zum Essen „Nein" sagen können, Walnut: standhaft bleiben, durchhalten können
Chestnut Bud: Eigenheiten verändern können

Abnehmen: reduziert das Hungergefühl	BaseCare Bäder entlasten und reduzieren das Hungergefühl zusätzlich. Auf eine kluge Auswahl der Nahrung ist zu achten.	Magnesium phosphoricum Nr. 7 Natrium phosphoricum Nr. 9 Natrium sulfuricum Nr. 10 Kalium bichromicum Nr. 27	„heiße 7" 20 10-15 10

Beim gewollten und gezielten Abnehmen sollten drei belastende Ebenen im Körper beachtet werden:
Fettdickleibigkeit – Schadstoffdickleibigkeit – Eiweißdickleibigkeit
Fettschichten enthalten sehr viele Einlagerungsstoffe, die beim Abnehmen frei werden. Bei Eiweißdickleibigkeit, die kaum beachtet wird, ist auf die Unfähigkeit des Körpers, Eiweiß abzubauen, einzugehen. Letztlich muss beim Abnehmen immer die geordnete Ausscheidung der Abbauprodukte, der Schlacken bzw. der Belastungsstoffe beachtet werden! Für genaueres Studium steht das Buch „Gesund abnehmen mit Schüßler Salzen" zur Verfügung. (s.S. 127)

Abschuppungen nach schweren Krankheiten (Schuppen mit klebrigem Untergrund)	Cremegel E Zur Stärkung sollte unbedingt die „Power Mischung" (siehe dort) und Adler Ortho Aktiv Nr. 5 gegeben werden. Die Regeneration dauert lange! Blütenessenzen: Olive, Larch, Gentian, Elm, Gorse	Calcium fluoratum Nr. 1 Kalium sulfuricum Nr. 6 Natrium sulfuricum Nr. 10	7 7 10-20

Bei **Absonderungen** ist ihr besonderer Charakter zu beachten. Bräunlich-gelbe schleimige Absonderungen, die auf einen Mangel an Kalium sulfuricum Nr. 6 hinweisen, sind meist kein Eiter, sondern Schleim, den der Körper aufgrund dieses speziellen Mineralstoffmangels nicht mehr binden kann. Die Mineralstoffgaben richten sich nach der Stärke der Absonderung.

Absonderungen			
• ätzend, brennend	Salzkonsum reduzieren Blütenessenzen: Crab Apple, Olive	Natrium chloratum Nr. 8	10-20
• beißend juckend	Schadstoffbelastung BaseCare Bad Blütenessenzen: Agrimony, Impatiens, Crab Apple, Olive	Natrium sulfuricum Nr. 10	10-20
• bräunlich-gelblich, ocker	chronische Belastungen Cremegel Nr. 6 Blütenessenzen: Olive, Crab Apple,	Kalium sulfuricum Nr. 6	10-20
• eitrig, dick, gelb	Cremegel Nr. 9+11+12 Blütenessenzen: Crab Apple, Olive	Natrium phosphoricum Nr. 9 Silicea Nr. 11 Calcium sulfuricum Nr. 12	15 15 20-30
• eitrig, wässrig	Cremegel Nr. 9+10+11+12 Blütenessenzen: Crab Apple, Olive	Natrium phosphoricum Nr. 9 Natrium sulfuricum Nr. 10 Silicea Nr. 11 Calcium sulfuricum Nr. 12	10 20 10 20
• glasklar (wie beim Schnupfen)	Cremegel Nr. 8 Blütenessenzen: Crab Apple, Olive	Natrium chloratum Nr. 8	20
• grünlich	Cremgel Nr. 10 Blütenessenzen: Crab Apple, Olive	Natrium sulfuricum Nr. 10	20
• salzig brennend	Speisesalz reduzieren Blütenessenzen: Crab Apple, Olive	Natrium chloratum Nr. 8	20
• sauer scharf	BaseCare Bad Blütenessenzen: Crab Apple, Olive	Natrium phosphoricum Nr. 9	20
• wässrig und schleimig – glasklar	Cremgel Nr. 8 Blütenessenzen: Crab Apple, Olive	Natrium chloratum Nr. 8	20
• weißlich (Schleim beim Husten)	Cremegel Nr. 4 Salbe H Blütenessenzen: Olive, Crab Apple, Red Chestnut	Kalium chloratum Nr. 4	20
Abstillen	zur Reduzierung der Milch siehe auch: Stillen Blütenessenzen: Walnut	Natrium sulfuricum Nr. 10	10-20

Abszess: Vorbeugung	säurearme Ernährung BaseCare Bad Adler Ortho Aktiv Nr. 9 Blütenessenzen: Crab Apple, Olive	Natrium phosphoricum Nr. 9	10-20
Abszess: wenn schon eitrig	Cremegel Nr. 3+9+11+12 Blütenessenzen: Olive, Crab Apple, Gentian	Ferrum phosphoricum Nr. 3 Natrium phosphoricum Nr. 9 Silicea Nr. 11 Calcium sulfuricum Nr. 12 Zincum chloratum Nr. 21	10 10 10 20 7
Abwehrkraft - Stärkung (über längere Zeit)	säurearme Ernährung siehe auch „Power Mischung“ Adler Ortho Aktiv Nr. 3 Adler Ortho Aktiv Nr. 5 Blütenessenzen: Olive, Gentian, Elm	Ferrum phosphoricum Nr. 3 Kalium phosphoricum Nr. 5 Natrium chloratum Nr. 8 Natrium phosphoricum Nr. 9 Zincum chloratum Nr. 21	10 10-20 10-15 10-15 7-10
Aderverkalkung	siehe: Arterienverkalkung Blütenessenzen: Rock Water		
Afterekzem, Analekzem	Zäpfchen mit Schüßler Salzen vom Apotheker, CouBeVen, BaseCare Sitzbad, Einlauf Blütenessenzen: Olive, Larch, Elm, Crab Apple, Agrimony	Calcium fluoratum Nr. 1 Ferrum phosphoricum Nr. 3 Kalium chloratum Nr. 4 Kalium sulfuricum Nr. 6 Natrium chloratum Nr. 8 Natrium sulfuricum Nr. 10	7 15 10-15 10 20 20-30
Aftereinrisse	Askinel Zäpfchen mit Schüßler Salzen vom Apotheker Blütenessenzen: Olive, Rock Water	Calcium fluoratum Nr. 1 Ferrum phosphoricum Nr. 3 Kalium phosphoricum Nr. 5 Natrium phosphoricum Nr. 9 Silicea Nr. 11	10 10-15 10 10 7
Afterjucken	Cremegel E, BaseCare Sitzbad Blütenessenzen: Agrimony, Impatiens, Larch	Natrium chloratum Nr. 8 Natrium phosphoricum Nr. 9 Natrium sulfuricum Nr. 10	10 10 10
Akne, Pickel, Mitesser	Ernährung BaseCare Maske FaceClean, FaceFresh Seborive, Adler Ortho Aktiv Nr. 9 Blütenessenzen: Agrimony, Crab Apple, Cherry-Plum, Larch, Rock Water, Star of Bethlehem	Ferrum phosphoricum Nr. 3 Kalium chloratum Nr. 4 Natrium phosphoricum Nr. 9 Silicea Nr. 11 Calcium sulfuricum Nr. 12	10 10 20-30 5 7
Alkoholentgiftung der Leber	Eine Alkoholbelastung der Leber kann auch durch ungünstige Ernährung entstehen, durch so genannte Fuselalkohole Blütenessenzen: Crab Apple, Rock Water, Olive	Natrium chloratum Nr. 8 Natrium sulfuricum Nr. 10 Zincum chloratum Nr. 21 Selenium Nr. 26	15 20 7-10 7-10

Alkoholabbau übermäßiger Alkohol-konsum	Blütenessenzen: Crab Apple, Olive	Magnesium phosphoricum Nr. 7 Natrium chloratum Nr. 8 Natrium sulfuricum Nr. 10 Manganum sulfuricum Nr. 17 Zincum chloratum Nr. 21 Selenium Nr. 26	10 20 20 10 10 15
Allergie, Heuschnupfen	die Mischung über längere Zeit einnehmen, auch mehrere Mischungen am Tag sind möglich, Adler Ortho Aktiv Nr. 8 Blütenessenzen: Beech, Holly, Crab Apple, Cherry Plum, Impatiens	Calcium phosphoricum Nr. 2 Ferrum phosphoricum Nr. 3 Kalium chloratum Nr. 4 Kalium sulfuricum Nr. 6 Natrium chloratum Nr. 8 Natrium sulfuricum Nr. 10 Arsenum iodatum Nr. 24	10 10-20 10 10 20-30 10-20 10

Bei jeder **Allergie,** auch beim **Heuschnupfen,** ist empfehlenswert, wenn vorübergehend das tierische Eiweiß (Fleisch und Milch, sowie alle Milchprodukte) so weit wie möglich gemieden werden. Das entlastet die Leber und setzt damit Kapazitäten für die belastenden Fremdstoffe frei, die so eher abgebaut werden können.

Altersdiabetes, Diabetes Typ II	siehe: Diabetes		
Amalgam – Ausleitung	siehe auch: Schwermetallausleitung Adler Ortho Aktiv Nr. 10 Hepaxen: 2x1 Teelöffel BaseCare Bäder Blütenessenzen: Crab Apple, Oak, Mustard, Olive, Impatiens	Kalium chloratum Nr. 4 Natrium chloratum Nr. 8 Natrium sulfuricum Nr. 10 Cuprum arsenicosum Nr. 19 Kalium Aluminium sulf. Nr. 20 Zincum chloratum Nr. 21 Selen Nr. 26	7 15-20 10-20 7 7 7 7
Ameisenlaufen, Taubheitskribbeln	Cremegel Nr.2, Gelenkcreme Regidol Schlafplatz beachten, wo kommt die Spannung her? Blütenessenzen: Star of Bethlehem	Calcium phosphoricum Nr. 2 Kalium phosphoricum Nr. 5 Magnesium phosphoricum Nr. 7	20-30 10 10
Anämie	siehe: Blutarmut, Eisenmangel, Anämie der Kinder Blütenessenzen: Olive, Centaury, Wild Oat, Gorse, Larch		
Anämie der Kinder	Adler Ortho Aktiv Nr. 2 Adler Ortho Aktiv Nr. 3 Schlafplatz beachten Blütenessenzen: Olive, Larch, Centaury, Wild Oat	Calcium phosphoricum Nr. 2 Ferrum phosphoricum Nr. 3 Kalium phosphoricum Nr. 5 Natrium chloratum Nr. 8 Manganum sulfuricum Nr. 17 Cuprum arsenicosum Nr. 19	10-20 10 10 10 7 7
Aneurysmen, Erweiterung der Schlagader oder von Adern	CouBeVen Adler Ortho Aktiv Nr. 4	Calcium fluoratum Nr. 1 Ferrum phosphoricum Nr. 3 Kalium chloratum Nr. 4 Natrium phosphoricum Nr. 9 Silicea Nr. 11	7-10 7 10 10 7

Anforderungen	siehe auch: Angst		
• eigene – zu hohe – an sich selbst	Idealismus – übertrieben Blütenessenzen: Rock Water, Vervain	Kalium phosphoricum Nr. 5 Kalium iodatum Nr. 15	10 10
• von außen	oft beruflich Adler Ortho Aktiv Nr. 3 Adler Ortho Aktiv Nr. 5 Blütenessenzen: Elm, Olive	Ferrum phosphoricum Nr. 3 Kalium phosphoricum Nr. 5 Natrium chloratum Nr. 8	10 20 10
Angina			
• akut	noch kein Eiter, nur Rötung Blütenessenzen: Olive, Crab Apple, Walnut, Larch	Ferrum phosphoricum Nr. 3 Natrium phosphoricum Nr. 9 Calcium sulfuricum Nr. 12	10 10 7
• eitrig	zusätzlich Cremegelmischung Nr. 3+9+11+12 Blütenessenzen: Walnut, Olive, Crab Apple	Ferrum phosphoricum Nr. 3 Natrium phosphoricum Nr. 9 Silicea Nr. 11 Calcium sulfuricum Nr. 12	20 15-20 15 20
• verbunden mit übel riechendem Mundgeruch	Adler Ortho Aktiv Nr. 5 Blütenessenzen: Olive, Crab Apple, Larch	zusätzlich zur Mischung Angina eitrig: Kalium phosphoricum Nr. 5	15-20
Angina pectoris	begleitend zur ärztlichen Behandlung Adler Ortho Aktiv Nr. 7 Blütenessenzen: Heather, Mimulus, Olive, Aspen, Red Chestnut, Star of Bethlehem	Magnesium phosphoricum Nr. 7	„heiße 7" häufig
Angstzustände	Blütenessenzen: Basisblüte: Mimulus, Larch panisch: Rock Rose, Cherry-Plum	Kalium phosphoricum Nr. 5 Kalium sulfuricum Nr. 6 Magnesium phosphoricum Nr. 7 Natrium sulfuricum Nr. 10	10 10 „heiße 7" 10

Angst kann man nie überwinden, man kann sich ihr stellen! Je stärker die innere Person wird, um so leichter kann sie sich der Angst stellen. Auch ein belastender Schlafplatz kann Angstzustände, Ängste, oft verbunden mit Albträumen zur Folge haben, oder Fernsehsendungen mit unangenehmen Inhalten können solche Angstgefühle verursachen. Wenn jemand ständig auch im Alltag darunter leidet, eine Psychotherapie in Anspruch nehmen.

Angst	Blütenessenzen: Basisblüte: Mimulus		
• unbgründet	Blütenessenzen: Aspen	Calcium fluoratum Nr. 1	10-20
• ängstlich besorgt	um den guten Eindruck Blütenessenzen: Larch, Agrimony	Calcium fluoratum Nr. 1	10
• existenziell	Blütenessenzen: Larch, Mimulus, Rock Rose	Calcium phosphoricum Nr. 2	10-20

• vor Bloßstellung, Blamage, Beschämung	Adler Ortho Aktiv Nr. 7 Blütenessenzen: Mimulus, Larch	Magnesium phosphoricum Nr. 7	10-20
• vor den Anforderungen der Anderen		Kalium iodatum Nr. 15	10
• vor zu hohen Ansprüchen	von außen	Ferrum phosphoricum Nr. 3 Kalium iodatum Nr. 15	10 10
• vor zu hohen Ansprüchen	von innen	Kalium phosphoricum Nr. 5	10-20
Anspannung	Schlafplatz beachten!		
• muskulär	Blütenessenzen: Larch, Mimulus	Calcium phosphoricum Nr. 2	10-20
• nervlich	Blütenessenzen: Mimulus, Larch, Impatiens	Magnesium phosphoricum Nr. 7	„heiße 7"
anspruchsvoll	überfordernd Blütenessenzen: Impatiens, Vervain	Ferrum phosphoricum Nr. 3	10
Antibabypille – zur Begleitung	Adler Ortho Aktiv Nr. 10 Belastung der Leber	Calcium phosphoricum Nr. 2 Kalium chloratum Nr. 4 Natrium phosphoricum Nr. 9 Natrium sulfuricum Nr. 10 Silicea Nr. 11 Zincum chloratum Nr. 21 Selenium Nr. 26	10 10 10 20-30 7 7 10-15
Antioxidantien-mischung	Adler Ortho Aktiv Nr. 3 + Adler Ortho Aktiv Nr. 10	Ferrum phosphoricum Nr. 3 Kalium sulfuricum Nr. 6 Natrium sulfuricum Nr. 10 Manganum sulfuricum Nr. 17 Cuprum arsenicosum Nr. 19 Zincum chloratum Nr. 21 Selenium Nr. 26	10-15 7-10 10-15 7-10 7-10 7-10 7-10
Antriebslosigkeit	Adler Ortho Aktiv Nr. 3, Adler Ortho Aktiv Nr. 5, "burn out"? Dilemmasituationen nachgehen Überforderungen aufdecken Blütenessenzen: Mustard, Olive, Gentian, Hornbeam	Ferrum phosphoricum Nr. 3 Kalium phosphoricum Nr. 5 Natrium chloratum Nr. 8 Kalium arsenicosum Nr. 13 Zincum chloratum Nr. 21	10 20-30 10 7 10
Aphthen, Mundschleimhaut-entzündung	Spülungen mit den aufgelösten Mineralstoffen BaseDent Blütenessenzen: Olive	Ferrum phosphoricum Nr. 3 Kalium chloratum Nr. 4 Kalium phosphoricum Nr. 5 Natrium chloratum Nr. 8 Natrium sulfuricum Nr. 10 Calcium sulfuricum Nr. 12	10-20 10 10 10 10 10

Appetitlosigkeit			
• chronisch	Blütenessenzen: Olive, Star of Bethlehem, Mustard, Centaury, Gentian	Calcium phosphoricum Nr. 2 Ferrum phosphoricum Nr. 3 Kalium phosphoricum Nr. 5 Kalium sulfuricum Nr. 6 Natrium chloratum Nr. 8 Natrium sulfuricum Nr. 10 Manganum sulfuricum Nr. 17 Kalium bichromicum Nr. 27	10 10 10 7 7 10 7 10
• der Kinder	die angegebenen Mineralstoffe in einem so genannten Cocktail geben, die Appetitlosigkeit gibt sich, vor allem nach einem anstrengenden Schulalltag, sehr rasch. Blütenessenzen: Olive, Star of Bethlehem, Centaury	Calcium phosphoricum Nr. 2 Ferrum phosphoricum Nr. 3 Kalium phosphoricum Nr. 5 Kalium sulfuricum Nr. 6 Natrium sulfuricum Nr. 10 Calcium carbonicum Nr. 22	10 10-20 10 10 10 7
• kurzfristig aus Energiemangel	für die Nahrung benötigt der Organimus eine ausreichende Verdauungsenergie Blütenessenzen: Olive, Star of Bethlehem, Centaury	Calcium phosphoricum Nr. 2 Kalium phosphoricum Nr. 5 Magnesium phosphoricum Nr. 7 Natrium chloratum Nr. 8	10 10 „heiße 7" 10
• wegen Übelkeit	wegen Aufregung	Kalium sulfuricum Nr. 6	10-20
• wegen Übelkeit	durch Erschöpfung	Kalium phosphoricum Nr. 5	10-20

Bei chronischer Appetitlosigkeit, die sich auch in Abmagerung auswirkt, muss ein Arzt zur Abklärung körperlicher Ursachen aufgesucht werden. Wenn kein Befund vorliegt, wird empfohlen, Psychotherapie in Anspruch zu nehmen.

Ärger			
• in Richtung Groll	Blütenessenzen: Willow	Kalium sulfuricum Nr. 6	10-20
• „sauer"	Blütenessenzen: Beech	Natrium phosphoricum Nr. 9	10-20
• in Richtung Zorn	Blütenessenzen: Holly, Beech	Natrium sulfuricum Nr. 10	10-20
Arterienverkalkung, Arteriosklerose	BaseCare Bäder, wenn möglich, CouBeVen, auf säurearme Ernährung achten, Adler Ortho Aktiv Nr. 4 + Adler Ortho Aktiv Nr. 9 Schlafplatz beachten Blütenessenzen: Rock Water, Olive, Centaury, Cherry-Plum, Rock Rose, Gorse	Calcium fluoratum Nr. 1 Kalium chloratum Nr. 4 Natrium phosphoricum Nr. 9 Silicea Nr. 11 Manganum sulfuricum Nr. 17 Selenium Nr. 26 Kalium bichromicum Nr. 27	7 10-15 10-20 7 7 10 7
Arthritis Gelenksentzündung	Gelenkecreme Regidol Adler Ortho Aktiv Nr. 9 Breiauflage aus den angegebenen Mineralstoffen Blütenessenzen: Oak, Cherry-Plum, Gentian, Gorse, Beech, Mustard	Ferrum phosphoricum Nr. 3 Kalium chloratum Nr. 4 Natrium chloratum Nr. 8 Natrium phosphoricum Nr. 9 Calcium sulfuricum Nr. 12 Lithium chloratum Nr. 16	20-30 10-20 10-20 10-20 7 7-10

Bei einer Entzündung sollte die Anwendung von Wärme vermieden werden! Wärmeanwendungen verstärken die Entzündung und damit auch die Schmerzen.

Arthrose: Gelenksdeformation, Kreuzarthrose, Arthrose im Kiefergelenk	Gelenkecreme Regidol Adler Ortho Aktiv Nr. 9 Breiauflage aus den angegebenen Mineralstoffen auf säurearme Ernährung achten Blütenessenzen: Willow, Beech, Gorse, Olive, Oak	Calcium fluoratum Nr. 1 Calcium phosphoricum Nr. 2 Natrium chloratum Nr. 8 Natrium phosphoricum Nr. 9 Silicea Nr. 11 Lithium chloratum Nr. 16 Manganum sulfuricum Nr. 17	7 10 10 20 7 7 10
Asthma	Arzt!		
• allgemein: Es ist notwendig, auch auf alle seelischen Belastungen zu achten, damit eine Lockerung bzw. Linderung möglich ist.	Die Mineralstofflösung mit einem Zerstäuber inhalieren! Blütenessenzen: Mimulus, Aspen, Star of Bethlehem, Impatiens	Ferrum phosphoricum Nr. 3 Kalium chloratum Nr. 4 Kalium phosphoricum Nr. 5 Kalium sulfuricum Nr. 6 Magnesium phosphoricum Nr. 7 Natrium chloratum Nr. 8 Zincum chloratum Nr. 21	20 10 10 30-50 „heiße 7“ 10 7
• allergisches	siehe: Allergien		
atemlos			
• vor Anstrengung	Blütenessenzen: Impatiens, Olive	Kalium phosphoricum Nr. 5	10-20
• vor Aufregung	Blütenessenzen: Rock Rose, Cherry Plum, Rock Water	Kalium sulfuricum Nr. 6	10-20
• vor Unruhe		Kalium bromatum Nr. 14	10
Aufregung, Lampenfieber, Schamröte	siehe auch: Angst Adler Ortho Aktiv Nr. 7	Magnesium phosphoricum Nr. 7	„heiße 7“
aufreibend	Gefühl von aufreibend Blütenessenzen: Rock Water, Impatiens	Ferrum phosphoricum Nr. 3	10-20
Aufstoßen			
• bitter, gallig		Natrium sulfuricum Nr. 10	10-20
• salzig		Natrium chloratum Nr. 8	10-20
• sauer	Adler Ortho Aktiv Nr. 9 Blütenessenzen: Vine, Beech	Natrium phosphoricum Nr. 9	10-20
Augen	Arzt!		
• Bindehautentzündung	Eventuell Augentropfen mit den angegebenen Nummern aus der Apotheke Blütenessenzen: Olive, Clematis, Crab Apple	Ferrum phosphoricum Nr. 3 Kalium chloratum Nr. 4 Natrium chloratum Nr. 8 Zincum chloratum Nr. 21	20 10 10-15 7
• Doppelsehen	Doppelsehen muss unbedingt neurologisch abgeklärt werden! Blütenessenzen: Olive, Clematis	Calcium phosphoricum Nr. 2 Magnesium phosphoricum Nr. 7	10 „heiße 7“

• Flimmern	Blütenessenzen: Mimulus, Clematis, Olive, Rock Rose	Ferrum phosphoricum Nr. 3 Kalium phosphoricum Nr. 5 Magnesium phosphoricum Nr. 7	10 10 „heiße 7“
• Funkensehen	Blütenessenzen: Mimulus, Clematis, Olive, Rock Water	Magnesium phosphoricum Nr. 7 Natrium sulfuricum Nr. 10	„heiße 7“ 20
• Gerstenkorn, Lidentzündung	Augenkommpressen mit einer Lösung der angegebenen Nummern Blütenessenzen: Clematis, Olive, Crab Apple	Ferrum phosphoricum Nr. 3 Kalium chloratum Nr. 4 Natrium phosphoricum Nr. 9 Calcium sulfuricum Nr. 12	10-30 10 7 7
• Lichtempfindlichkeit	Bei konsequenter Einnahme der Mineralstoffe, kann das Bedürfnis, bei jeder Gelegenheit im Freien eine Sonnenbrille zu benötigen, stark abnehmen. Blütenessenzen: Olive, Clematis, Mimulus	Ferrum phosphoricum Nr. 3 Silicea Nr. 11 zusätzlich Natrium phosphoricum Nr. 9 (wenn Silicea Nr. 11 länger eingenommen wird) Zincum chloratum Nr. 21	10 20 10-20 10
• grauer Schleier	Evtl. Augentropfen mit der Nr. 8 zusätzlich, grauer Star im Anmarsch! Blütenessenzen: Clematis, Olive	Natrium chloratum Nr. 8	10-20
• Sehschwäche, Augenschwäche	vor allem beim Lesen und Autofahren zu bemerken Blütenessenzen: Olive, Clematis, Elm,	Ferrum phosphoricum Nr. 3 Kalium phosphoricum Nr. 5 Natrium chloratum Nr. 8 Manganum sulfuricum Nr. 17 Zincum chloratum Nr. 21 Selenium Nr. 26	20 20 20 7 7 7
• Tränenkanalkatarrh	Der Arzt muss unter Umständen den Tränenkanal reinigen. Blütenessenzen: Olive, Clematis, Crab Apple	Ferrum phosphoricum Nr. 3 Kalium chloratum Nr. 4 Kalium sulfuricum Nr. 6 Silicea Nr. 11 Calcium sulfuricum Nr. 12	20 7 7 7 7
• trockene oder wässrige Augen	Augentropfen zusätzlich mit den angegebenen Nummern Blütenessenzen: Olive, Clematis, Elm, Oak, Agrimony	Natrium chloratum Nr. 8	20-30
• rot entzündet	feuchte Augenkompressen Blütenessenzen: Oak, Olive, Clematis, Crab Apple	Ferrum phosphoricum Nr. 3 Natrium chloratum Nr. 8	20-30 20
• verschwollen	Tränensäcke vor allem am Morgen verschwollen = deutlicher Hinweis auf belastenden Schlafplatz Blütenessenzen: Mimulus, Clematis, Centaury, Mustard	Natrium chloratum Nr. 8 Natrium sulfuricum Nr. 10	10 10-20

Bei akuten oder chronischen Komplikationen mit den Augen sollte unverzüglich der Augenarzt aufgesucht werden. Hinweis: Ein all zu langes Warten mit der Brille auch aus Gründen der Alterssichtigkeit führt zu Verkrampfungen, was unter Umständen die Augen belasten kann. Es gibt außerdem sehr gute Bücher und Anleitungen zu einer qualitätsvollen Augengymnastik.

Ausdünstungen	siehe auch: Schweiß		
• riechen sauer	Adler Ortho Aktiv Nr. 9 Blütenessenzen: Crab Apple	Natrium phosphoricum Nr. 9	20
• riechen unangenehm	wie übler Mundgeruch	Kalium phosphoricum Nr. 5	20-30
• riechen unangenehm	vor allem an Händen und Füßen	Silicea Nr. 11 dazu: Natrium phosphoricum Nr. 9 bei längerer Anwendung von Nr. 11	10-20 20
Ausfluss	Sitzbäder mit BaseCare Blütenessenzen grundsätzlich: Crab Apple, Olive, Centaury		
• bräunlichgelb	evtl. Zäpfchen mit Nr. 6	Kalium sulfuricum Nr. 6	20
• grünlich	evtl. Zäpfchen mit Nr. 10	Natrium sulfuricum Nr. 10	10-20
• wässrig	evtl. Zäpfchen mit Nr. 8	Natrium chloratum Nr. 8	20
• weißlich	evtl. Zäpfchen mit Nr. 4	Kalium chloratum Nr. 4	20
ausgepowert	siehe auch: burn out Blütenessenzen: Oak, Olive	Kalium phosphoricum Nr. 5	20-30
Ausleitung allgemein	nach Amalgamentfernung, Schlafplatzwechsel, Operation Adler Ortho Aktiv Nr. 10 Hepaxen: 2x1 Teelöffel tägl. Blütenessenzen: Crab Apple	Kalium chloratum Nr. 4 Kalium sulfuricum Nr. 6 Natrium chloratum Nr. 8 Natrium sulfuricum Nr. 10 Calcium sulfuratum Nr. 18	10 15 15 20 10
Ausscheidungen	siehe Ausfluss, Sekrete siehe auch Schleim		

Wenn beim Autofahren die Augenlider schwer werden und die Gefahr des Sekundenschlafes gegeben ist, dann hilft diese Mischung besonders gut. Allerdings sollte man mit der Einnahme schon beim Wegfahren beginnen. Bei längeren Autofahrten unbedingt Pausen einlegen und die Füße vertreten.

Autofahrermischung	Für manche Autofahrer reicht Natrium phosphoricum Nr. 9 auch allein, oder wenn man nicht die ganze Mischung nehmen will. Adler Ortho Aktiv Nr. 5 Blütenessenzen: Hornbeam, Olive	Ferrum phosphoricum Nr. 3 Kalium phosphoricum Nr. 5 Kalium sulfuricum Nr. 6 Natrium chloratum Nr. 8 Natrium phosphoricum Nr. 9 zusätzlich: Natrium sulfuricum Nr. 10 wenn die Mischung länger eingenommen wird.	10-20 10-20 10 10 20-30 10-20
B			
Bänderdehnung	Breiauflage aus den angegebenen Mineralstoffen Gelenkecreme Regidol Blütenessenzen: Elm, Gorse, Impatiens, Rock Water	Calcium fluoratum Nr. 1 Kalium phosphoricum Nr. 5 Natrium chloratum Nr. 8	10-20 10 10

Bandscheiben			
• Beschwerden	Gelenkecreme Regidol Blütenessenzen: Impatiens, Rock Water, Olive	Calcium fluoratum Nr. 1 Ferrum phosphoricum Nr. 3 Natrium chloratum Nr. 8 Natrium phosphoricum Nr. 9 Silicea Nr. 11	10 7 20 7-10 7
• Vorfall: akut	„heiße Sieben" sehr häufig Schlafplatz beachten Blütenessenzen: Notfalltropfen	Ferrum phosphoricum Nr. 3 Magnesium phosphoricum Nr. 7	20-30 „heiße 7"
Bauchschmerzen			
• allgemein	Arzt!	Ferrum phosphoricum Nr. 3	20
• Bauchschneiden	kolikartige Schmerzen Blütenessenzen: Notfalltropfen	Magnesium phosphoricum Nr. 7	„heiße 7"
• Blähungen	stinkende Winde	Natrium sulfuricum Nr. 10	20
Bauchspeicheldrüse: Störungen	ARZT	Kalium sulfuricum Nr. 6 Natrium sulfuricum Nr. 10 Manganum sulfuricum Nr. 17 Zincum chloratum Nr. 21 Kalium bichromicum Nr. 27	10-20 10-20 7 7 7

Bei einem bestimmten **Bedürfnis**, das sich mehr oder weniger stark im Leben des Menschen ausprägt, ja sogar sich bis zu einem regelrechten fast süchtigen Verhalten steigern kann, liegt fast immer ein bestimmter Mangel an einem bestimmten Mineralstoff zugrunde, dem man auf die Spur kommen muß. Nur dann wird sich die Abhängigkeit abschwächen und schließlich sich fast ganz verlieren.
Als Zeichen für den gleichen Mangel kann aber auch **Ablehnung** auftreten Deshalb sollte beim Wort Bedürfnis immer das Wort Ablehnung mitgedacht werden.

Bedürfnis nach/ **Ablehnung** von			
• Fett	BaseCare Bad	Natrium phosphoricum Nr. 9	10-20
• Fleisch		Ferrum phosphoricum Nr. 3	10-20
• Milch		Calcium phosphoricum Nr. 2	10-20
• Geräuchertem		Calcium phosphoricum Nr. 2	10-20
• Ketchup		Calcium phosphoricum Nr. 2	10
• Mehlspeisen	BaseCare Bad	Natrium phosphoricum Nr. 9	10
• Nudeln		Natrium phosphoricum Nr. 9	10-20
• Nüssen		Kalium phosphoricum Nr. 5	10-20
• Salz		Natrium chloratum Nr. 8	10-30
• Schokolade	Adler Ortho Aktiv Nr. 7	Magnesium phosphoricum Nr. 7	10-30
• Senf		Calcium phosphoricum Nr. 2	10
• Süßigkeiten	BaseCare Bad	Natrium phosphoricum Nr. 9	10-30
• Weißbrot	BaseCare Bad	Natrium phosphoricum Nr. 9	10

A B C D E F G H I J K L M N O P Q R S T U V W X Y Z

Bedürfnis nach/ **Ablehnung** von			
• Bewegung		Calcium phosphoricum Nr. 2	10-20
• Entspannung		Magnesium phosphoricum Nr. 7	10-20
• frischer Luft	(mit Nr. 10 kombinieren!)	Kalium sulfuricum Nr. 6	10-20
• Ruhe		Ferrum phosphoricum Nr. 3	10-20
• Wärme		Calcium phosphoricum Nr. 2	10-20
Beinbruch	Siehe Knochenbruch		
Beine			
• geschwollen, Schweregefühl		Natrium sulfuricum Nr. 10	10-30
• Krämpfe		Calcium phosphoricum Nr. 2 Magnesium phosphoricum Nr. 7	20-30 10
• offen	siehe auch: Sekrete Cremegelmischung mit angegebenen Nummern Breiauflage aus den angegebenen Mineralstoffen oder Kompressen mit der Mineralstofflösung	Ferrum phosphoricum Nr. 3 Kalium chloratum Nr. 4 Kalium sulfuricum Nr. 6 Natrium sulfuricum Nr. 10 Calcium sulfuricum Nr. 12	20 10 7 10-15 20
Beklemmung	Gefühle von Beklemmung Blütenessenzen: Cherry Plum, Aspen, Mimulus	Calcium phosphoricum Nr. 2 Kalium bromatum Nr. 14 Kalium iodatum Nr. 15	10 10 7-10
Besenreiser	Cremegel Nr. 4, CouBeVen Bäder in der angegebenen Mineralstoffmischung Adler Ortho Aktiv Nr. 1 Adler Ortho Aktiv Nr. 4	Calcium fluoratum Nr. 1 Kalium chloratum Nr. 4 Natrium phosphoricum Nr. 9 Manganum sulfuricum Nr. 17	7 20 7-10 7
Bettnässen	Schlafplatz beachten Blütenessenzen: Mimulus, Star of Bethlehem, Crab Apple, Willow, Chicory	Ferrum phosphoricum Nr. 3 Kalium phosphoricum Nr. 5 Natrium chloratum Nr. 8 Natrium sulfuricum Nr. 10	10 10 10 20-30
Beulen			
• allgemein	Brei auflegen	Ferrum phosphoricum Nr. 3 Kalium chloratum Nr. 4 Calcium sulfuricum Nr. 12	10-20 10 10
• mit blauen Flecken	zusätzlich	Natrium phosphoricum Nr. 9 Silicea Nr. 11	20 10
Bienenstiche	siehe: Insektenstiche		

Bindegewebe			
• kompaktiert	BaseCare, Körpercreme Evocell Adler Ortho Aktiv Nr. 12, später: Adler Ortho Aktiv Nr. 9+10 auf säurearme Ernährung achten Blütenessenzen: Star of Bethlehem	Natrium phosphoricum Nr. 9 Natrium sulfuricum Nr. 10 Calcium sulfuricum Nr. 12	20 20 10
• brüchiges Bindegewebe	Körpercreme Regeneration Adler Ortho Aktiv Nr. 1 Blütenessenzen: Olive, Star of Bethlehem	Calcium fluoratum Nr. 1 Kalium chloratum Nr. 4 Kalium phosphoricum Nr. 5 Natrium chloratum Nr. 8 Natrium phosphoricum Nr. 9 Silicea Nr. 11 Cuprum arsenicosum Nr. 19 Zincum chloratum Nr. 21	7 10 10-20 10 10 7 10 10
• Risse	siehe: Dehnungsstreifen		
• Schwäche	Körpercreme Regeneration, Tendiva Körperlotion, Massageöl, Adler Ortho Aktiv Nr. 1 Blütenessenzen: Star of Bethlehem, Hornbeam	Calcium fluoratum Nr. 1 Kalium chloratum Nr. 4 Natrium phosphoricum Nr. 9 Silicea Nr. 11 Calcium sulfuricum Nr. 12 Cuprum arsenicosum Nr. 19	10-15 10-15 10-20 10 7 10
Blähungen	Blütenessenzen: Rock Water, Mimulus		
• stichartig, kolikartig, schmerzend	„heiße Sieben" häufig! Blütenessenzen: Centaury, Clematis, Crab Apple, Impatiens	Magnesium phosphoricum Nr. 7	„heiße 7"
• verbunden mit einem Völlegefühl	bei längerer Anwendung mit Nr. 10 kombinieren Blütenessenzen: Centaury, Clematis	Kalium sulfuricum Nr. 6	20-30
• mit stinkenden Winden	Blütenessenzen: Crab Apple, Clematis, Centaury	Natrium sulfuricum Nr. 10	20-30
• Erwachsener		Magnesium phosphoricum Nr. 7 Natrium sulfuricum Nr. 10 Kalium Aluminium sulfuricum Nr. 20 Natrium bicarbonicum Nr. 23	„heiße 7" 10-20 10-20 10
• Kolik: Kinder	Wickel, Kompressen, für Babys zur Bauchmassage – Salbenmischung Nr. 2 + 7 + 10	Calcium phosphoricum Nr. 2 Magnesium phosphoricum Nr. 7 Natrium sulfuricum Nr. 10 Cuprum arsenicosum Nr. 19	7-10 7-10 7-10 5-7
Blamage	siehe: Angst		
Bläschen	siehe auch: Sonnenallergie		
• wasserhell, juckend	BaseCare Brei, Cremegel Nr. 10	Natrium sulfuricum Nr. 10	20-30

A B C D E F G H I J K L M N O P Q R S T U V W X Y Z

• Bläschenausschlag an Lippen und Mund	Lippenbalsam Mineralstoffbrei auflegen	Natrium chloratum Nr. 8 Natrium sulfuricum Nr. 10 Calcium sulfuricum Nr. 12	20 20 10
• auf der Zunge	Mundspülungen mit den angegebenen Mineralstoffen	Natrium chloratum Nr. 8 Natrium sulfuricum Nr. 10	20 10
Blase			
• Entzündung	Blütenessenzen: Centaury, Pine, Crab Apple, Star of Bethlehem	Ferrum phosphoricum Nr. 3 Natrium chloratum Nr. 8 Natrium phosphoricum Nr. 9	20-30 10 10
• Blasenkatarrh	auf säurearme Ernährung achten Wärme! geeignete Teemischungen trinken Blütenessenzen: Centaury, Pine, Crab Apple, Star of Bethlehem	Ferrum phosphoricum Nr. 3 Natrium chloratum Nr. 8 Natrium phosphoricum Nr. 9 Lithium chloratum Nr. 16 Zincum chloratum Nr. 21	20 20 10-20 10 10
• Reizblase	siehe: Harnblase		
Blasen, v. a. durchs Wandern, womöglich nicht aufstechen	Blasenpflaster vorbeugend! Die Mischung sollte zuerst als Brei und dann auch als Cremegel angewendet werden.	Ferrum phosphoricum Nr. 3 Natrium chloratum Nr. 8	20 30
Blässe			
• wächsern	Blütenessenzen: Centaury	Calcium phosphoricum Nr. 2	20
• weiß wie die Wand		Calcium sulfuricum Nr. 12	20
• weißgrau	v. a. nach Schockeinwirkung	Kalium phosphoricum Nr. 5 Calcium sulfuricum Nr. 12	20 30
blaue Flecken	Cremegelmischung Nr. 1+11+12 Breiauflage aus den angegebenen Mineralstoffen	Calcium fluoratum Nr. 1 Silicea Nr. 11 Calcium sulfuricum Nr. 12 bei längerer Anwendung zusätzlich Nr. 9	7 20-30 10 10-20
bleierne Glieder	siehe: Zerschlagenheitsgefühl		
Bloßstellung	siehe: Angst		
Blut: Harnsäureüberschuss	Adler Ortho Aktiv Nr. 9 auf säurearme Ernährung achten	Natrium phosphoricum Nr. 9	20-30
Blutarmut, Blutmangel	Adler Ortho Aktiv Nr. 3 Blütenessenzen: Centaury, Olive	Calcium phosphoricum Nr. 2 Ferrum phosphoricum Nr. 3 Manganum sulfuricum Nr. 17 Cuprum arsenicosum Nr. 19	20 10-20 5-7 7-10
Blutdruck	Arzt! Schlafplatz beachten		
• niedrig	Blütenessenzen: Olive, White Chestnut	Kalium phosphoricum Nr. 5 Natrium chloratum Nr. 8 Natrium phosphoricum Nr. 9	10 10-20 10

• erhöht	Blütenessenzen: Willow, Holly, Rock Water, Rock Rose, Oak	Calcium fluoratum Nr. 1 Magnesium phosphoricum Nr. 7 Natrium chloratum Nr. 8 Natrium sulfuricum Nr. 10 Kalium iodatum Nr. 15 Aurum chloratum natronatum Nr. 25	7 10 10-20 10 7 7-10
blutende Wunden	auch als Brei, anschließend Gel W Blütenessenzen: Notfalltropfen	Ferrum phosphoricum Nr. 3	10-30
Bluterguss	auch als Brei oder Cremegel-mischung Nr. 3+11+12	Ferrum phosphoricum Nr. 3 Natrium phosphoricum Nr. 9 Silicea Nr. 11 Calcium sulfuricum Nr. 12	7 10 10-20 7-10
Blutsenkung: erhöht		Ferrum phosphoricum Nr. 3	20-30
Blutschwamm	CouBeVen Breiauflage aus den angegebenen Mineralstoffen	Ferrum phosphoricum Nr. 3 Kalium phosphoricum Nr. 5 Natrium chloratum Nr. 8 Natrium phosphoricum Nr. 9 Silicea Nr. 11 Calcium sulfuricum Nr. 12	10-20 10 10 10 7-10 7
Blutungen: Nase	siehe: Nasenbluten		
Blutverdickung	zur Unterstützung der ärztlichen Behandlung Adler Ortho Aktiv Nr. 4	Kalium chloratum Nr. 4 Natrium chloratum Nr. 8	20-30 20
Brandblasen	siehe: Verbrennung		
Brechdurchfall, auch der Kinder	Mineralstoffmischung auflösen und Schlückchenweise im Mund behalten – ausspucken Blütenessenzen: Centaury, Clematis, Crab Apple, Olive	Ferrum phosphoricum Nr. 3 Kalium phosphoricum Nr. 5 Natrium chloratum Nr. 8 Natrium sulfuricum Nr. 10	10 10 10-20 20
Brechreiz			
• nach Anstrengung	Blütenessenzen: Olive	Kalium phosphoricum Nr. 5	10-30
• nach dem Essen		Ferrum phosphoricum Nr. 3 Kalium sulfuricum Nr. 6 Natrium chloratum Nr. 8 Natrium sulfuricum Nr. 10	10 10-20 10 7
Bronchitis			
• akut	Breiauflage aus den angegebenen Mineralstoffen, Salbe H Blütenessenzen: Centaury, Chicory, Clematis, Impatiens, Willow	Ferrum phosphoricum Nr. 3 Kalium chloratum Nr. 4 Natrium phosphoricum Nr. 9 Natrium sulfuricum Nr. 10 Calcium sulfuricum Nr. 12	10 10 10 10 20

• chronisch	Breiauflage aus den angegebenen Mineralstoffen Salbe H	Calcium phosphoricum Nr. 2 Ferrum phosphoricum Nr. 3 Kalium chloratum Nr. 4 Magnesium phosphoricum Nr. 7 Natrium chloratum Nr. 8 Calcium sulfuricum Nr. 12	7-10 10 10-20 10 7 10-20
• bei ockerfarbenem Auswurf	zusätzlich	Kalium sulfuricum Nr. 6, bei längerer Anwendung zusätzlich Nr. 10	10 10-20
• bei grünlichem Auswurf		Natrium sulfuricum Nr. 10	20
• bei trockenem Hustenreizen	vermehrt	Natrium chloratum Nr. 8	20-30
• bei weißlichem Auswurf	vermehrt	Kalium chloratum Nr. 4	20
Brüche – Knochen	Neigung dazu, Gelenkecreme Regidol Adler Ortho Aktiv Nr. 1 + Adler Ortho Aktiv Nr. 2	Calcium fluoratum Nr. 1 Calcium phosphoricum Nr. 2 Kalium phosphoricum Nr. 5 Natrium chloratum Nr. 8 Silicea Nr. 11 Manganum sulfuricum Nr. 17 Calcium carbonicum Nr. 22 Zincum chloratum Nr. 21 bei längerer Anwendung zusätzlich Natrium phosphoricum Nr. 9	7 10-15 7 10 10 10 5-7 5-7 10
brüchiges Bindegewebe	siehe: Bindegewebe		
Brust – weibliche: zur Förderung der Elastizität	Körperlotion Tendiva, Körpercreme Regeneration Massageöl Adler Ortho Aktiv Nr. 11	Calcium fluoratum Nr. 1 Kalium phosphoricum Nr. 5 Natrium chloratum Nr. 8 Natrium phosphoricum Nr. 9 Silicea Nr. 11	7-10 10-15 10-20 7-10 7-10
Brustdrüsenentzündung stillender Mütter Arzt!	Breiauflage aus den angegebenen Mineralstoffen Cremegelmischung aus den angegebenen Mineralstoffen Askinel	Ferrum phosphoricum Nr. 3 Kalium chloratum Nr. 4 Kalium phosphoricum Nr. 5 Natrium chloratum Nr. 8 Silicea Nr. 11 Calcium sulfuricum Nr. 12 bei längerer Anwendung zusätzlich Nr. 9	20-30 10 7-10 10 7-10 10 10
Brustschmerzen: berührungsempfindlich	Breiauflage aus den angegebenen Mineralstoffen Cremegelmischung aus den angegebenen Mineralstoffen	Ferrum phosphoricum Nr. 3 Kalium phosphoricum Nr. 5 Natrium phosphoricum Nr. 9 Silicea Nr. 11 Calcium sulfuricum Nr. 12	20 10-15 10 7-10 7
Brustschmerzen stillender Mütter, Betonbrust	siehe: Stillen		

Brustschmerzen: ziehend vor dem Eisprung, Menstruation		Calcium phosphoricum Nr. 2 Ferrum phosphoricum Nr. 3 Kalium chloratum Nr. 4 Kalium arsenicosum Nr. 13 Zincum chloratum Nr. 21 Aurum chloratum natronatum Nr. 25 Selenium Nr. 26	10 10 7 7 10 7 10
Brustwarzen: rissig durch Stillen	Askinel	Calcium fluoratum Nr. 1 Ferrum phosphoricum Nr. 3	10 10-20
Brustwarzen wund	Askinel	Ferrum phosphoricum Nr. 3	20
Bulimie	Als Begleitung zur Unterstützung der psychotherapeutischen Behandlung. Blütenessenzen: Agrimony, Centaury, Star of Bethlehem, Pine, Cherry Plum, Rock Rose	Calcium phosphoricum Nr. 2 Ferrum phosphoricum Nr. 3 Kalium phosphoricum Nr. 5 Magnesium phosphoricum Nr. 7 Natrium chloratum Nr. 8 Natrium phosphoricum Nr. 9 Silicea Nr. 11 Kalium arsenicosum Nr. 13 Manganum sulfuricum Nr. 17	10-20 20 10-20 „heiße 7" 10 10 7 7 7
burn out: als Folge einer lang andauernden Überforderung als Folge einer „Flucht" in die Arbeit (aus welchen Gründen immer)	Erholung! Psychologische Begleitung ist notwendig! Adler Ortho Aktiv Nr. 3+ Adler Ortho Aktiv Nr. 5	Ferrum phosphoricum Nr. 3 Kalium phosphoricum Nr. 5 Natrium chloratum Nr. 8 Kalium arsenicosum Nr. 13 Kalium iodatum Nr. 15 Calcium carbonicum Nr. 22 Aurum chloratum natronatum Nr. 25	20 20 10-20 10 7 10 7-10
C			
Cellulite	siehe: Orangenhaut		
chaotisch			
• desorientiert	erschöpft Blütenessenzen: Scleranthus, Wild Oat	Kalium phosphoricum Nr. 5	20
• gefühlsmäßig	Blütenessenzen: Scleranthus, White Chestnut	Natrium sulfuricum Nr. 10	10-20
Cholesterin: hoch	Ernährung: Vollwerternährung! Adler Ortho Aktiv Nr. 9	Magnesium phosphoricum Nr. 7 Natrium phosphoricum Nr. 9 Selenium Nr. 26 Kalium bichromicum Nr. 27	„heiße 7" 20 7-10 10
chronische Entzündungen	Auf die Stärkung des Immunfeldes achten. Adler Ortho Aktiv Nr. 3	Ferrum phosphoricum Nr. 3 Natrium phosphoricum Nr. 9 Calcium sulfuricum Nr. 12 Zincum chloratum Nr. 21	20 10-20 7-10 7

A B C D E F G H I J K L M N O P Q R S T U V W X Y Z

Couperose	FaceClean FaceFresh BaseCare Masken CouBeVen Adler Ortho Aktiv Nr. 4	Calcium fluoratum Nr. 1 Ferrum phosphoricum Nr. 3 Kalium chloratum Nr. 4 Natrium phosphoricum Nr. 9 Silicea Nr. 11	7 10 20-30 7 7
D			
Darmgrippe	geeignete Teemischungen trinken Blütenessenzen: Olive, Crab Apple	Ferrum phosphoricum Nr. 3 Kalium chloratum Nr. 4 Kalium sulfuricum Nr. 6 Natrium chloratum Nr. 8 Natrium phosphoricum Nr. 9 Natrium sulfuricum Nr. 10	20-30 10 7-10 10-20 20 10
Darmpilz	siehe: Pilzerkrankungen		
Darmträgheit	siehe: Stuhlverstopfung		
Dauerstress	Achtung auf "burn out": siehe auch dort, Adler Ortho Aktiv Nr. 5 + Adler Ortho Aktiv Nr. 7 Blütenessenzen:Impatiens, Oak, Elm	Kalium phosphoricum Nr. 5 Magnesium phosphoricum Nr. 7 Manganum sulfuricum Nr. 17 Zincum chloratum Nr. 21 Kalium bichromicum Nr. 27	10-20 10-20 7-10 7-10 7-10
depressive Verstimmung, Niedergedrücktheit: zur Stimmungsaufhellung bzw. Begleitung der ärztlichen Behandlung	Diese Mischung darf nicht mit einem Antidepressivum verwechselt werden. Bei belastenden gemütsmäßigen Verstimmungen muss fachliche Begleitung beansprucht werden. Adler Ortho Aktiv Nr. 5 Blütenessenzen: Wild Oat, Olive, Gentian, Mustard	Kalium phosphoricum Nr. 5 Kalium sulfuricum Nr. 6 Natrium phosphoricum Nr. 9 Silicea Nr. 11 Kalium iodatum Nr. 15 Calcium carbonicum Nr. 22	20 10 10-20 10 7-10 7-10
Dehnungsstreifen	Massageöl, Tendiva Körperlotion Körpercreme Regeneration Breiauflage aus den angegebenen Mineralstoffen Adler Ortho Aktiv Nr. 1+5+11 Blütenessenzen: Hornbeam, Star of Bethlehem	Calcium fluoratum Nr. 1 Kalium phosphoricum Nr. 5 Natrium chloratum Nr. 8 Natrium phosphoricum Nr. 9 Silicea Nr. 11	10-15 10 10 15-20 10-20
Diabetes			
• Typ I: zur Unterstützung Achtung: Zuckerwerte beachten	Ernährung beachten Adler Ortho Aktiv Nr. 6 Blütenessenzen: Gorse	Kalium sulfuricum Nr. 6 Magnesium phosphoricum Nr. 7 Natrium sulfuricum Nr. 10 Manganum sulfuricum Nr. 17 Zincum chloratum Nr. 21 Selenium Nr. 26 Kalium bichromicum Nr. 27	10-20 10-20 10-20 7 7 10 10

• Typ II: Altersdiabetes Achtung Zucker- werte beachten!	Ernährung beachten Adler Ortho Aktiv Nr.10 Blütenessenzen: Gorse	Kalium sulfuricum Nr. 6 Magnesium phosphoricum Nr. 7 Natrium sulfuricum Nr. 10 Manganum sulfuricum Nr. 17 Zincum chloratum Nr. 21 Selenium Nr. 26 Kalium bichromicum Nr. 27	10-20 10-20 10-20 7 7 10 10
Dickleibigkeit	Buchtipp: „Gesund abnehmen mit Schüßler Salzen" (Haug Verlag)		
• Eiweiß	Eiweiß in der Nahrung meiden Evocell Adler Ortho Aktiv Nr. 12	Calcium phosphoricum Nr. 2 Kalium chloratum Nr. 4 Natrium phosphoricum Nr. 9 Natrium sulfuricum Nr. 10 Calcium sulfuricum Nr. 12	10-20 10 10 10 10-20
• Fett	Fett und Kohlenhydrate in der Nahrung reduzieren BaseCare, Evocell Adler Ortho Aktiv Nr.9	Natrium phosphoricum Nr. 9	10-20
• Schadstoffe	Evocell, BaseCare Bäder Adler Ortho Aktiv Nr. 10	Natrium sulfuricum Nr. 10	10-20
Druck	siehe auch: Angst		
• am Hals	Blütenessenzen: Larch	Kalium iodatum Nr. 15	7-10
• im Nacken	aus Angst, „von oben" (Über-Ich) Blütenessenzen: Larch, Gentian	Calcium phosphoricum Nr. 2 Kalium phosphoricum Nr. 5	10 10
• im Ohr	vor allem nach Anwendung von Nr. 3 wegen Ohrenschmerzen Blütenessenzen: Rock Water, Mimulus	Natrium sulfuricum Nr. 10	10
• von anderen	Erwartungen Blütenessenzen: Larch, Centaury	Magnesium phosphoricum Nr. 7	„heiße 7"
• von innen	Erwartungen an sich selbst Blütenessenzen: Larch, Mimulus, Gentian	Magnesium phosphoricum Nr. 7 Kalium iodatum Nr. 15	„heiße 7" 7-10
Drüsen			
• Drüsenschwellungen		Kalium chloratum Nr. 4 Calcium sulfuricum Nr. 12	10-20 7-10
• Drüsenschwellungen: Lymphdrüsen	siehe: Lymphdrüsenschwellung		
• Drüsen Verhärtung	Cremegelmischung aus den angegebenen Mineralstoffen	Calcium fluoratum Nr. 1 Calcium sulfuricum Nr. 12	7-10 10

A B C D E F G H I J K L M N O P Q R S T U V W X Y Z

Dupuytren'sche Kontraktur, „eingezogene" Finger	Breiauflage aus den angegebenen Mineralstoffen Askinel Adler Ortho Aktiv Nr. 1	Calcium fluoratum Nr. 1 Ferrum phosphoricum Nr. 3 Kalium phosphoricum Nr. 5 Natrium chloratum Nr. 8 Silicea Nr. 11 bei längerer Anwendung zusätzlich Nr. 9	7-10 7 10 10-15 7 10
Durchblutungs-störungen			
• arterielle	Schlafplatz beachten Blütenessenzen: Star of Bethlehem	Calcium phosphoricum Nr. 2 Ferrum phosphoricum Nr. 3 Kalium chloratum Nr. 4 Kalium phosphoricum Nr. 5 Magnesium phosphoricum Nr. 7 Manganum sulfuricum Nr. 17 Selenium Nr. 26	7 10 10-20 10 10 10 10
• der Hände, Beine	Cremegelmischung Nr. 1+2+3 Blütenessenzen: Star of Bethlehem	Calcium fluoratum Nr. 1 Calcium phosphoricum Nr. 2 Ferrum phosphoricum Nr. 3	10 20-30 20
Durchfall	auch nach Fettgenuss Blütenessenzen: Scleranthus, Crab Apple	Ferrum phosphoricum Nr. 3 Natrium chloratum Nr. 8 Natrium phosphoricum Nr. 9 Natrium sulfuricum Nr. 10	10-15 10-20 20 20
Durst			
• zu wenig	Blütenessenzen: Hornbeam, Scleranthus	Natrium chloratum Nr. 8	10-20
• übertrieben	Bei übertriebenem Durst kann auch Diabetes vorliegen. Dies sollte abgeklärt werden. Blütenessenzen: Hornbeam, Scleranthus	Natrium chloratum Nr. 8	20
E			
Eierstock			
• Schmerzen		Ferrum phosphoricum Nr. 3 Kalium phosphoricum Nr. 5	20-30 10
• Eierstock-entzündung	Blütenessenzen: Olive	Ferrum phosphoricum Nr. 3 Kalium chloratum Nr. 4 Calcium sulfuricum Nr. 12	20-30 10 20
• Verwachsungen		Kalium chloratum Nr. 4 Aurum chloratum natronatum Nr. 25	10-20 20
„eingezogene" Finger	siehe: Dupuytrensche Kontraktur		

Einlauf			
• nach schweren Durchfällen und zur Regeneration	Mischung in lauwarmem Wasser auflösen Blütenessenzen: Olive	Ferrum phosphoricum Nr. 3 Kalium chloratum Nr. 4 Kalium phosphoricum Nr. 5 Magnesium phosphoricum Nr. 7 Natrium chloratum Nr. 8 Natrium sulfuricum Nr. 10	10 10 20 20 20 10
• zur Fiebersenkung, Reinigung, auch bei Fastenkuren	Mischung in lauwarmem Wasser auflösen Blütenessenzen: Olive, Elm, Crab Apple	Ferrum phosphoricum Nr. 3 Kalium chloratum Nr. 4 Kalium phosphoricum Nr. 5 Kalium sulfuricum Nr. 6 Magnesium phosphoricum Nr. 7 Natrium chloratum Nr. 8 Natrium sulfuricum Nr. 10	10 7 7 7 10 10 10
• bei Verstopfung	Mischung im Wasser auflösen Blütenessenzen: Agrimony, Crab Apple	Ferrum phosphoricum Nr. 3 Magnesium phosphoricum Nr. 7 Natrium chloratum Nr. 8 Natrium phosphoricum Nr. 9 Natrium sulfuricum Nr. 10	10 20 10 20 10
Einschlafmischung:	allgemein Adler Ortho Aktiv Nr. 7 Blütenessenzen - Basisblüte: White Chestnut	Calcium phosphoricum Nr. 2 Magnesium phosphoricum Nr. 7 Kalium bromatum Nr. 14 (ev. Zincum chloratum Nr. 21 Aurum chloratum natronatum Nr. 25)	10-15 10-15 7-10 7 7
Einschlafproblem: Spannung, Sorgen	Beruhigungstee trinken Blütenessenzen: White Chestnut, Agrimony, Gentian, Mimulus akut: Notfalltropfen	Calcium phosphoricum Nr. 2 Magnesium phosphoricum Nr. 7	10 „heiße 7“
Einschlafproblem: unruhiger Herzschlag	Adler Ortho Aktiv Nr. 7 Blütenessenzen: Red Chestnut, Agrimony, Mimulus	Calcium phosphoricum Nr. 2	10-20
Eisenmangel	Adler Ortho Aktiv Nr. 3 Blütenessenzen: Olive, Wild Rose, Centaury	Ferrum phosphoricum Nr. 3 Manganum sulfuricum Nr. 17 Cuprum arsenicosum Nr. 19	10-30 7-10 7-10
Eiterfistel	siehe: Eiterungen		
Eiterungen - allgemein	Breiauflage aus den angegebenen Mineralstoffen Cremegelmischung Nr. 9+11+12	Natrium phosphoricum Nr. 9 Silicea Nr. 11 Calcium sulfuricum Nr. 12	10-20 7-10 20
Eiterung: chronisch	Blütenessenzen: Crab Apple, Olive	Calcium sulfuricum Nr. 12 bei längerer Anwendung zusätzlich Nr. 9+10	10-30 je 10
Eiweißunverträglichkeit		Calcium phosphoricum Nr. 2 Kalium chloratum Nr. 4 Natrium phosphoricum Nr. 9 Natrium sulfuricum Nr. 10 Calcium sulfuricum Nr. 12	10-20 10 20 20 10-20

Ekzeme, Hautausschlag	auf säurearme Ernährung achten BaseCare Brei, BaseCare Bäder, Cremegel E, Adler Ortho Aktiv Nr. 6 Blütenessenzen: Impatiens, Olive, Crab Apple	Ferrum phosphoricum Nr. 3 Kalium sulfuricum Nr. 6 Natrium chloratum Nr. 8 Natrium phosphoricum Nr. 9 Natrium sulfuricum Nr. 10	10 10-20 10 10-20 20
Energie: fehlende	siehe auch: burn out, Adler Ortho Aktiv Nr. 5 Blütenessenzen: Olive	Kalium phosphoricum Nr. 5	10-20
Energiemangel groß	siehe auch: burn out Adler Ortho Aktiv Nr. 5 Blütenessenzen: Olive, Oak, Impatiens, Clematis, Mustard, Aspen	Ferrum phosphoricum Nr. 3 Kalium phosphoricum Nr. 5 Magnesium phosphoricum Nr. 7 Natrium chloratum Nr. 8 Manganum sulfuricum Nr. 17 Kalium bichromicum Nr. 27	10 15-30 10-20 10 10 10
eng	Gefühl von Enge		
• Claustrophobie	enge Räume Blütenessenzen: Rock Water	Kalium sulfuricum Nr. 6	10
• enge Strukturen	Charakter Blütenessenzen: Rock Water	Ferrum phosphoricum Nr. 3 Natrium chloratum Nr. 8	10 10
• Umklammerung	Blütenessenzen: Water Violet, Larch, Mimulus	Calcium phosphoricum Nr. 2	10-20
Englische Krankheit, Rachitis	Cremegel Nr. 2 Adler Ortho Aktiv Nr. 2	Calcium fluoratum Nr. 1 Calcium phosphoricum Nr. 2 Magnesium phosphoricum Nr. 7 Silicea Nr. 11 bei längerer Anwendung zusätzlich Nr. 9	7-10 10-20 10 10-15 10
Entgiftung			
• von Schadstoffen	siehe auch: Entschlackung Leberentgiftung Adler Ortho Aktiv Nr. 10 Blütenessenzen: Crab Apple, Impatiens, Oak, Wild Rose	Kalium chloratum Nr. 4 Natrium chloratum Nr. 8 Natrium sulfuricum Nr. 10 Selenium Nr. 26	10 10 20-30 10
• nach Impfungen	Die Dosierung richtet sich nach dem Alter: bis 7 Jahre bis 10 Stück, danach darüber. Blütenessenzen: Crab Apple	Calcium phosphoricum Nr. 2 Ferrum phosphoricum Nr. 3 Kalium chloratum Nr. 4 Natrium sulfuricum Nr. 10 Kalium Aluminium sulfuricum Nr. 20	10-20 10-20 10-20 10-20 7
• nach Amalgamentfernung	siehe: Ausleitung		
• nach Schlafplatzwechsel	siehe: Ausleitung		
Entsäuerung	auf säurearme Ernährung achten BaseCare Bäder Adler Ortho Aktiv Nr. 9	Natrium phosphoricum Nr. 9 Lithium chloratum Nr. 16 Natrium bicarbonicum Nr. 23	10-20-30 7-10 7-10

Entscheidungen			
• Scheu davor	Blütenessenzen: Larch, Mimulus	Kalium phosphoricum Nr. 5	10
• zu schnell	Blütenessenzen: Impatiens, Scleranthus	Kalium iodatum Nr. 15	10

Ein Schlackenstau im Körper ist oft die Ursache für die vergebliche Bemühung, das Körpergewicht zu reduzieren. Die Dichte der Schlacken in den Körperflüssigkeiten lassen dann keinen weiteren Gewebeabbau mehr zu, so dass eine absolute Blockade erreicht wird.

Entschlackung	Zell Basic oder angegebene Tagesmenge, Stoffwechseltee Adler Pharma, BaseCare, Adler Ortho Aktiv Nr. 9 **oder** Adler Ortho Aktiv Nr. 10 Blütenessenzen: Crab Apple, Impatiens, Oak	Kalium chloratum Nr. 4 Kalium sulfuricum Nr. 6 Natrium chloratum Nr. 8 Natrium phosphoricum Nr. 9 Natrium sulfuricum Nr. 10 Calcium sulfuricum Nr. 12	10 10-20 10 10 20-30 10-20
Entspannung			
• körperlich	Muskeln Blütenessenzen: Impatiens	Calcium phosphoricum Nr. 2	10
• nervlich	Blütenessenzen: Olive, Elm, Hornbeam	Magnesium phosphoricum Nr. 7 Kalium bromatum Nr. 14	„heiße 7" 10
Enttäuschung	Überwindung von Enttäuschungen Blütenessenzen: Gentian, Willow, Chicory	Ferrum phosphoricum Nr. 3 Kalium phosphoricum Nr. 5 Magnesium phosphoricum Nr. 7 Natrium chloratum Nr. 8	10 10-20 10-20 10
Entwicklungs-rückstand: von Kindern (körperlich)	Bäder in den angeführten Mineral-stoffen Blütenessenzen: Olive, Star of Bethlehem	Calcium fluoratum Nr. 1 Calcium phosphoricum Nr. 2 Ferrum phosphoricum Nr. 3 Kalium chloratum Nr. 4 Kalium phosphoricum Nr. 5 Magnesium phosphoricum Nr. 7 Natrium chloratum Nr. 8 Silicea Nr. 11 Calcium carbonicum Nr. 22	7-10 10 10 10 10 10-15 10-20 7-10 10
Entzündung			
• akut	Blütenessenzen: Olive, Holly	Ferrum phosphoricum Nr. 3	20
• chronisch	Adler Ortho Aktiv Nr. 3 Blütenessenzen: Olive, Gorse, Star of Bethlehem	Ferrum phosphoricum Nr. 3 Natrium phosphoricum Nr. 9	7 10
Erbrechen	Mineralstoffe auflösen, löffelweise in kleinen Schlückchen einnehmen oder nach kurzer Zeit ausspucken	Ferrum phosphoricum Nr. 3 Kalium phosphoricum Nr. 5 Kalium sulfuricum Nr. 6 Natrium phosphoricum Nr. 9 Natrium sulfuricum Nr. 10	10-20 10 10-20 20 20-30
Erfrierungen	siehe: Frostbeulen		

Erholung, Regeneration nach Schwangerschaft	siehe: Rekonvaleszenz Blütenessenzen: Olive, Elm, Hornbeam		
Erkältung: leichte	Blütenessenzen: Olive	Ferrum phosphoricum Nr. 3 Kalium chloratum Nr. 4 Natrium chloratum Nr. 8 Natrium phosphoricum Nr. 9 Natrium sulfuricum Nr. 10	10 10 10 7-10 10-15
Ermüdung			
• chronisch	siehe: burn out		
• rasch	Blütenessenzen: Olive, Hornbeam, Centaury	Ferrum phosphoricum Nr. 3 Kalium phosphoricum Nr. 5	10 10
• Ermüdungszustände	Blütenessenzen: Olive, Centaury	Ferrum phosphoricum Nr. 3 Kalium phosphoricum Nr. 5 Natrium chloratum Nr. 8 Manganum sulfuricum Nr. 17	10 10 10 7
Erschöpfung			
• durch körperliche Anstrengung	Adler Ortho Aktiv Nr. 5 Blütenessenzen: Olive, Oak, Elm	Ferrum phosphoricum Nr. 3 Kalium phosphoricum Nr. 5	20-30 10-20
• nervöse	Adler Ortho Aktiv Nr. 5 Adler Ortho Aktiv Nr. 7 Blütenessenzen: Olive, Hornbeam, Elm, Centaury	Calcium phosphoricum Nr. 2 Kalium phosphoricum Nr. 5 Natrium phosphoricum Nr. 9 Silicea Nr. 11	10-20 10-20 10 7-10
• durch Unruhe	Adler Ortho Aktiv Nr. 7	Kalium bromatum Nr. 14	10-20
• vorübergehende, seelisch oder körperlich bedingt	Adler Ortho Aktiv Nr. 5 Blütenessenzen: Olive, Elm, Mustard, Star of Bethlehem	Kalium phosphoricum Nr. 5 Natrium chloratum Nr. 8 Manganum sulfuricum Nr. 17	20-30 20 10
• schwere: wenn der Körper ausgepumpt ist, ausgehöhlt, ausgebrannt, auch nach Schwangerschaften	siehe auch: burn out Bei sehr schweren Erschöpfungszuständen ist zu beachten, dass mit einer geringen Anfangsdosierung begonnen wird, damit der Organismus das Angebot an Betriebsstoffen aufzunehmen imstande ist. Adler Ortho Aktiv Nr. 3 + Adler Ortho Aktiv Nr. 5 Blütenessenzen: Olive, Gorse, Star of Bethlehem, Elm	Calcium fluoratum Nr. 1 Calcium phosphoricum Nr. 2 Ferrum phosphoricum Nr. 3 Kalium chloratum Nr. 4 Kalium phosphoricum Nr. 5 Kalium sulfuricum Nr. 6 Magnesium phosphoricum Nr. 7 Natrium chloratum Nr. 8 Silicea Nr. 11 Kalium iodatum Nr. 15 Calcium carbonicum Nr. 22 bei längerer Anwendung zusätzlich Natrium phosphoricum Nr. 9	7 10-15 10-20 10 10-30 7 10-20 10 10 7 7
Erste Hilfe	innerlich und äußerlich Blütenessenzen: Notfalltropfen	Ferrum phosphoricum Nr. 3	10-30

F			
Falten			
• das „Verjüngungsmittel“	BaseCare Maske Gesichtscreme mit Aquarich, oder Gesichtscreme für anspruchsvolle Haut Adler Ortho Aktiv Nr. 11 Blütenessenzen: Larch, Olive	Natrium phosphoricum Nr. 9 Silicea Nr. 11	10-20 10-20
• kompaktiert	BaseCare Maske, Gesichtscreme für anspruchsvolle Haut Adler Ortho Aktiv Nr.12 Blütenessenzen: Larch, Olive, Star of Bethlehem	Natrium phosphoricum Nr. 9 Natrium sulfuricum Nr. 10 Silicea Nr. 11 Calcium sulfuricum Nr. 12	20 10 7 10-20
• Ziehharmonikafalten	Breiauflage aus den angegebenen Mineralstoffen Gesichtscreme mit Aquarich, Adler Ortho Aktiv Nr. 11	Calcium fluoratum Nr. 1 Silicea Nr. 11 bei längerer Anwendung zusätzlich Natrium phosphoricum Nr. 9	7 10-20 10-20
Fersenrisse: durch Hornhaut	BaseCare Fußbäder Askinel Blütenessenzen: Rock Water	Calcium fluoratum Nr. 1	10-30
Fersensporn	BaseCare Fußbäder Fußbäder in der angegebenen Mineralstoffmischung	Calcium phosphoricum Nr. 2 Ferrum phosphoricum Nr. 3 Natrium phosphoricum Nr. 9	20-30 10-20 10
Fettleibigkeit – habituelle, Fettsucht	auf säurearme und kohlenhydratarme Ernährung achten, Baden in Zell Basic oder in BaseCare Adler Ortho Aktiv Nr. 9	Kalium chloratum Nr. 4 Natrium phosphoricum Nr. 9 Natrium sulfuricum Nr. 10	7 20 7
fette Kost: Verschlimmerung von Beschwerden	auf säurearme und kohlenhydratarme Ernährung achten Adler Ortho Aktiv Nr. 9	Kalium chloratum Nr. 4 Kalium sulfuricum Nr. 6 Natrium phosphoricum Nr. 9 Natrium sulfuricum Nr. 10	7 10 20 10-20
Fettgenuss: danach Durchfall	Adler Ortho Aktiv Nr. 9	Natrium phosphoricum Nr. 9 Natrium sulfuricum Nr. 10	20 20
fettglänzende Stühle		Calcium fluoratum Nr. 1 Natrium phosphoricum Nr. 9	7 20
fettig glänzendes Gesicht	siehe: Gesichtshaut	Natrium phosphoricum Nr. 9	10-30
Fibromyalgie	zur Begleitung der ärztlichen Behandlung	Ferrum phosphoricum Nr. 3 Kalium chloratum Nr. 4 Natrium phosphoricum Nr. 9 Natrium sulfuricum Nr. 10 Calcium sulfuricum Nr. 12	10-20 20 7 7 10-20
Fieber			
• hoch, über 38,8°	Blütenessenzen: Olive, Holly	Kalium phosphoricum Nr. 5	10-30

• leicht, bis 38,8°	Blütenessenzen: Olive	Ferrum phosphoricum Nr. 3	10-20
• bei Sonnenbrand und Durchfall	Blütenessenzen: Olive, Elm	Ferrum phosphoricum Nr. 3 Kalium phosphoricum Nr. 5	10-20 10
• bei Reise, Stress	Blütenessenzen: Olive, Elm	Calcium phosphoricum Nr. 2 Ferrum phosphoricum Nr. 3 Aurum chloratum natronatum Nr. 25	10 10-20 7-10
Fieberblasen			
• **Fieberblasen**, Herpes simplex	Breiauflage aus den angegebenen Mineralstoffen Lippenbalsam Adler Ortho Aktiv Nr. 10 Blütenessenzen: Crab Apple, Olive, Elm, Impatiens, Pine	Ferrum phosphoricum Nr. 3 Natrium chloratum Nr. 8 Natrium sulfuricum Nr. 10 Silicea Nr. 11 Zincum chloratum Nr. 21 Selenium Nr. 26 bei längerer Anwendung zusätzlich Nr. 9	10 10 20-30 7 7 10 10
• **Herpes** eitrig, ausgebreitet	Cremegelmischung mit Nr.3+5+9+10+12 Blütenessenzen: Crab Apple, Elm, Impatiens, Pine	Ferrum phosphoricum Nr. 3 Natrium chloratum Nr. 8 Natrium sulfuricum Nr. 10 Silicea Nr. 11 Calcium sulfuricum Nr. 12 Lithium chloratum Nr. 16 Selenium Nr. 26	10-20 10-20 20-30 10 10-20 7 10
Fieberkrämpfe	Arzt! Die Mineralstoffkombination als vorbeugende Maßnahme lange Zeit geben. Blütenessenzen: Olive, Holly, Gentian, Impatiens	Calcium phosphoricum Nr. 2 Ferrum phosphoricum Nr. 3 Kalium phosphoricum Nr. 5 Cuprum arsenicosum Nr. 19	7 10-20 10 20-30
Finger: Verkürzung der Sehnen, „eingezogene" Finger	siehe: Dupuytren'sche Kontraktur Blütenessenzen: Rock Water		
Fingernägel			
• biegsam, weich oder splitternd	Hand&Nail Lotion, Askinel abends Adler Ortho Aktiv Nr. 1 Blütenessenzen: Centaury, Olive	Calcium fluoratum Nr. 1	10
• brüchig	Hand&Nail Lotion, Askinel abends Adler Ortho Aktiv Nr. 1+11 Blütenessenzen: Centaury, Olive	Silicea Nr. 11 Zincum chloratum Nr. 21 bei längerer Anwendung zusätzlich Nr. 9	10-20 10 10

Fingerspitzen: rissig, wund, schmerzend	fettarm: Hand&Nail, Fett: Askinel	Calcium fluoratum Nr. 1 Ferrum phosphoricum Nr. 3	10-20 10-20
Fischschuppen weiße, kleine, harte Schuppen	Dusch'n Fun Körperlotion Tendiva, Körpercreme Regeneration Baden in der angegebenen Mineralstoffmischung	Calcium fluoratum Nr. 1 Natrium chloratum Nr. 8	20-30 20
Fließschnupfen	siehe: Schnupfen		
Flugthrombose: Vorbeugung	Adler Ortho Aktiv Nr. 4 Blütenessenzen: Rock Water, Star of Bethlehem	Ferrum phosphoricum Nr. 3 Kalium chloratum Nr. 4 Kalium phosphoricum Nr. 5 Manganum sulfuricum Nr. 17 Selenium Nr. 26	20-30 20 10 10 10-20
Frostbeulen	Cremegelmischung aus den angegebenen Mineralstoffen	Ferrum phosphoricum Nr. 3 Kalium phosphoricum Nr. 5 Natrium sulfuricum Nr. 10	10 10 20-30
Frostigkeit allgemein	dauernde innere Kälte	Calcium phosphoricum Nr. 2 Natrium chloratum Nr. 8	10-20 10-20
Frostschauer, Frösteln bei Fieber		Ferrum phosphoricum Nr. 3 Natrium chloratum Nr. 8 Natrium sulfuricum Nr.10	20 10-20 7-10
Frühjahrsmüdigkeit	BaseCare Bäder Adler Ortho Aktiv Nr. 3 + Adler Ortho Aktiv Nr. 5 Blütenessenzen: Olive	Ferrum phosphoricum Nr. 3 Kalium phosphoricum Nr. 5 Natrium phosphoricum Nr. 9 Natrium sulfuricum Nr. 10 Manganum sulfuricum Nr. 17 Aurum chloratum natronatum Nr. 25	10-20 10 10-20 10-20 10 7
Furunkel, Eiterbeule	Cremegelmischung aus den angegebenen Mineralstoffen	Ferrum phosphoricum Nr. 3 Natrium phosphoricum Nr. 9 Natrium sulfuricum Nr. 10 Calcium sulfuricum Nr. 12 Zincum chloratum Nr. 21	10-20 10-20 10 20 10
Füße: feuchtkalt	BaseCare Fußbäder	Natrium chloratum Nr. 8 Silicea Nr. 11 bei längerer Anwendung zusätzlich Nr. 9	20-30 10-20 10
Fußpilz	siehe: Pilzerkrankungen		
Fußschweiß	Fußbäder mit den Mineralstoffen BaseCare Fußbäder	Natrium phosphoricum Nr. 9 Silicea Nr. 11	10-20 20-30

G			
Gallenblasen-entzündung	Gallenblasenschmerzen auf eine leber- und gallenschonende Ernährung achten Blütenessenzen: Rock Water, Gorse, Willow, Mustard, Cherry Plum	Ferrum phosphoricum Nr. 3 Natrium sulfuricum Nr. 10 Selenium Nr. 26	20-30 10 10
Gallensteine	Blütenessenzen: Rock Water, Mustard, Willow	Ferrum phosphoricum Nr. 3 Natrium phosphoricum Nr. 9 Natrium sulfuricum Nr. 10 Selenium Nr. 26 Kalium bichromicum Nr. 27	10 20 20-30 10 10
Gallensteinkolik	sehr oft „heiße 7"! Blütenessenzen: Notfalltropfen	Magnesium phosphoricum Nr. 7	„heiße 7"
gallige Stühle		Natrium sulfuricum Nr. 10	10-20
Gastritis	auf säurearme Ernährung achten Adler Ortho Aktiv Nr. 9 Blütenessenzen: Mimulus, Olive, Gorse, Agrimony, Beech	Ferrum phosphoricum Nr. 3 Kalium chloratum Nr. 4 Natrium chloratum Nr. 8 Natrium phosphoricum Nr. 9	20-30 10 20-30 20
Gebärmutter:			
• starke Regelblutung,	siehe: Menstruation		
• Gebärmuttersenkung	Adler Ortho Aktiv Nr.1	Calcium fluoratum Nr. 1 Silicea Nr. 11 bei längerer Anwendung zusätzlich Nr. 9	20-30 10 10
Geburt	zur direkten Vorbereitung Blütenessenzen: Elm, Hornbeam, Mimulus, Walnut	Magnesium phosphoricum Nr. 7	„heiße 7"
Geburt	siehe: Schwangerschaft		
Gedächtnisschwäche			
• akut	Adler Ortho Aktiv Nr.3+ Adler Ortho Aktiv Nr. 5 Blütenessenzen: Olive, Chestnut Bud, Honeysuckle	Ferrum phosphoricum Nr. 3 Kalium phosphoricum Nr. 5 Kalium sulfuricum Nr. 6 Natrium chloratum Nr. 8 Kalium Aluminium sulfuricum Nr. 20	20 20 10 10 7
• chronisch	Adler Ortho Aktiv Nr. 3+ Adler Ortho Aktiv Nr. 5 Vitamin B hoch dosiert Blütenessenzen: Chestnut Bud, Olive	Kalium chloratum Nr. 4 Kalium phosphoricum Nr. 5 Kalium sulfuricum Nr. 6 Natrium chloratum Nr. 8 Manganum sulfuricum Nr. 17 Kalium Aluminium sulf. Nr. 20	10 10-20 10 10-20 10 10

Gedanken			
• gehen im Kreise	Adler Ortho Aktiv Nr. 7 Blütenessenzen: White Chestnut	Kalium phosphoricum Nr. 5 Kalium bromatum Nr. 14	20 10
• verlieren sich	können nicht festgehalten werden Adler Ortho Aktiv Nr. 5 Blütenessenzen: Clematis	Ferrum phosphoricum Nr. 3 Kalium phosphoricum Nr. 5 Natrium chloratum Nr. 8	10 10 10
Gefühl von **angeschwollenen Händen und Füßen**	Blütenessenzen: Mimulus, Mustard, Star of Bethlehem	Natrium sulfuricum Nr. 10	10-20
Gefühle			
• betont – übertrieben	Blütenessenzen: Chicory, Heather	Kalium chloratum Nr. 4	10
• inszeniert – exaltiert	Blütenessenzen: Chicory, Heather	Kalium chloratum Nr. 4 Kalium iodatum Nr. 15	10 10
• gefühllos	sich selbst nicht fühlen Blütenessenzen: Gorse, Star of Bethlehem	Natrium phosphoricum Nr. 9 Silicea Nr. 11	10 10
• starke	Wut, Zorn, Hass Blütenessenzen: Holly	Natrium sulfuricum Nr. 10	10-20
• unterdrückt – Härte	Blütenessenzen: Vine, Beech	Calcium phosphoricum Nr. 2	10
Gehirnerschütterung	Zur Begleitung Arzt!	Ferrum phosphoricum Nr. 3 Kalium phosphoricum Nr. 5 Magnesium phosphoricum Nr. 7 Natrium chloratum Nr.8 Natrium sulfuricum Nr. 10	20 20 10 10 10
Gehörsturz akut Arzt!	Blütenessenzen: Mustard, Oak, Clematis, Holly	Ferrum phosphoricum Nr. 3	30-100
Gelenke			
• Beschwerden, Steifheit	Gelenkecreme Regidol Adler Ortho Aktiv Nr. 8 + Adler Ortho Aktiv Nr. 9 Blütenessenzen: Rock Water, Oak, Willow, Gentian	Calcium fluoratum Nr. 1 Calcium phosphoricum Nr. 2 Kalium phosphoricum Nr. 5 Natrium chloratum Nr. 8 Natrium phosphoricum Nr. 9 Silicea Nr. 11	7-10 10-20 10 10-20 10-20 7
• Schlottergelenke, Überdehnung, hypermobil	Gelenkecreme Regidol Adler Ortho Aktiv Nr. 1 Blütenessenzen: Walnut, Centaury, Larch, Agrimony	Calcium fluoratum Nr. 1 Silicea Nr. 11 bei längerer Anwendung zusätzlich Nr. 9	10-20 10 10
• Entzündung	siehe: Entzündung		
• Deformation	siehe: Arthrose		
• Geräusche, knackend	Cremegel Nr. 8 Adler Ortho Aktiv Nr. 8	Natrium chloratum Nr. 8 Manganum sulfuricum Nr. 17	20-30 10-15

• Leiden, Gelenkschmerzen	Cremegelmischung aus den angegebenen Mineralstoffen Gelenkecreme Regidol Adler Ortho Aktiv Nr. 8 + Adler Ortho Aktiv Nr. 9	Calcium fluoratum Nr. 1 Calcium phosphoricum Nr. 2 Ferrum phosphoricum Nr. 3 Natrium chloratum Nr. 8 Natrium phosphoricum Nr. 9 Silicea Nr. 11 Calcium carbonicum Nr. 22	7-10 10 10-20 10-20 20 7 7
• Gelenkrheuma	siehe: Gicht		
• Rückenschmerzen	BaseCare Bad Gelenkecreme Regidol Adler Ortho Aktiv Nr. 8+ Adler Ortho Aktiv Nr. 9 Blütenessenzen: Cherry Plum, Elm, Rock Rose, Star of Bethlehem, Larch, Oak	Calcium fluoratum Nr. 1 Calcium phosphoricum Nr. 2 Ferrum phosphoricum Nr. 3 Natrium chloratum Nr. 8 Natrium phosphoricum Nr. 9 Silicea Nr. 11	10 20 20 20 20 10
• Schwellung	Cremegelmischung Nr. 3+4+8	Kalium chloratum Nr. 4 Natrium chloratum Nr. 8 Lithium chloratum Nr. 16	20 10-20 10
Genickstarre: durch zu hohe Spannung	Gelenkecreme Regidol Blütenessenzen: Oak, Rock Water, Beech, Water Violet	Calcium phosphoricum Nr. 2 Magnesium phosphoricum Nr. 7	20-30 „heiße 7“
Geräusch-empfindlichkeit	Blütenessenzen: Star of Bethlehem, Hornbeam	Silicea Nr. 11 Zincum chloratum Nr. 21 bei längerer Anwendung zusätzlich Nr. 9	10-20 10 10
Geruchs-überempfindlichkeit	Adler Ortho Aktiv Nr. 10 Blütenessenzen: Star of Bethlehem, Hornbeam	Natrium chloratum Nr. 8 Natrium sulfuricum Nr. 10 Zincum chloratum Nr. 21	10 7 7
Geruchs- und Geschmacksempfinden: reduziert	Adler Ortho Aktiv Nr. 8 Blütenessenzen: Centaury, Star of Bethlehem	Ferrum phosphoricum Nr. 3 Kalium phosphoricum Nr. 5 Natrium chloratum Nr. 8 Zincum chloratum Nr. 21	10 10 20 7

Bei **Geruchsverlust** ebenso wie bei **Geschmacksverlust** ist darauf zu achten, dass die Anwendung der Mineralstoffe nach Dr. Schüßler nur dann eine Aussicht auf Erfolg hat, wenn der Verlust nicht durch einen Schock, sondern tatsächlich durch einen Mangel an Natrium chloratum Nr. 8 verursacht ist. Dieser Mangel kann auch durch eine überaus hohe Dosierung von Medikamenten verursacht sein, was eine verminderte Speichelproduktion zur Folge haben kann – ebenso Speichelverlust.

Geruchsverlust/ Geschmacksverlust	Adler Ortho Aktiv Nr. 8 Blütenessenzen: Centaury, Star of Bethlehem	Ferrum phosphoricum Nr. 3 Kalium phosphoricum Nr. 5 Natrium chloratum Nr. 8 Zincum chloratum Nr. 21	10-20 10-20 20-30 10
Gerstenkorn	siehe: Augen		

Geschmack			
• Abstumpfung	Blütenessenzen: Star of Bethlehem	Calcium fluoratum Nr. 1 Ferrum phosphoricum Nr. 3 Natrium chloratum Nr. 8 Zincum chloratum Nr. 21	7-10 10-20 20 7
• bitter		Natrium sulfuricum Nr. 10	10
• gering	Blütenessenzen: Star of Bethlehem	Natrium chloratum Nr. 8	20
• salzig		Natrium chloratum Nr. 8	20
• sauer		Natrium phosphoricum Nr. 9	20
• Verlust	Blütenessenzen: Star of Bethlehem	Siehe: Geruchsverlust	
Geschwulst: Drüsen		Kalium chloratum Nr. 4	20
Geschwulst: Überbein	siehe: Überbein		
Geschwüre, eitrige bei Verhärtungen zusätzlich	Cremegelmischung Nr. 3+9+11+12 Zusätzlich zur Cremegelmischung +Nr.1	Ferrum phosphoricum Nr. 3 Natrium phosphoricum Nr. 9 Silicea Nr. 11 Calcium sulfuricum Nr. 12 Calcium fluoratum Nr. 1	10 10 7 20 10
Gesicht			
• blass	Blütenessenzen: Mimulus, Larch, Aspen	Calcium phosphoricum Nr. 2 Natrium phosphoricum Nr. 9	10-20 10
• fahl, grau	Blütenessenzen: Olive, Oak, Elm	Kalium phosphoricum Nr. 5	20-30
• Rötung: bläulichrot	Blütenessenzen: Vine, Holly, Beech, Rock Water	Natrium sulfuricum Nr. 10	20
• Rötung: karmesinrot	Blütenessenzen: Larch, Rock Rose, Cherry Plum	Magnesium phosphoricum Nr. 7	„heiße 7“
• Rötung: warm, rot	Blütenessenzen: Rock Water, Larch	Ferrum phosphoricum Nr. 3	10
• Schmerzen	siehe auch: Kopfschmerzen	Ferrum phosphoricum Nr. 3 Kalium phosphoricum Nr. 5 Silicea Nr. 11 (ev. + Natrium phosphoricum Nr. 9)	10-20 10 7
• Zucken, Tic	siehe: Zucken der .... Blütenessenzen: Cherry Plum	Silicea Nr. 11 bei längerer Anwendung zusätzlich Nr. 9	10 10

Gesichtshaut			
• fettarm oder fett	FaceClean, FaceFresh Gesichtscreme mit Aquarich, Adler Ortho Aktiv Nr. 9 Blütenessenzen: Rock Water, Scleranthus, Crab Apple	Natrium chloratum Nr. 8 Natrium phosphoricum Nr. 9	15 20-30
• trocken bzw. feuchtigkeitsarm	Breimaske mit Nr. 8 Cremegel Nr. 8 als Unterlage, Gesichtscreme mit Aquarich Adler Ortho Aktiv Nr. 8 Blütenessenzen: Rock Water, Olive	Calcium fluoratum Nr. 1 Ferrum phosphoricum Nr. 3 Kalium phosphoricum Nr. 5 Natrium chloratum Nr. 8	7 10 10 20
• unrein, Mitesser, Pickel, Akne	Breimaske mit Nr. 9 FaceClean, FaceFresh Seborive, Adler Ortho Aktiv Nr. 9 Blütenessenzen: Crab Apple, Scleranthus, Olive	Ferrum phosphoricum Nr. 3 Kalium chloratum Nr. 4 Natrium chloratum Nr. 8 Natrium phosphoricum Nr. 9	10 10 10 20-30
• unruhig, sensibel	Face Clean, Face Fresh Gesichtscreme für anspruchsvolle Haut Blütenessenzen: Scleranthus, Impatiens, Olive, Crab Apple	Calcium fluoratum Nr. 1 Ferrum phosphoricum Nr. 3 Kalium chloratum Nr. 4 Kalium phosphoricum Nr. 5 Natrium chloratum Nr. 8 Natrium phosphoricum Nr. 9	7-10 10-20 10 10 10-20 10-20
Gicht: Die Beschwerden lassen sich letztlich nur durch eine konsequente Ernährungsumstellung verändern!	auf säurearme Ernährung achten Breiauflagen mit den angegebenen Mineralstoffen Adler Ortho Aktiv Nr. 9 Auf den Schlafplatz achten!	Ferrum phosphoricum Nr. 3 Natrium chloratum Nr. 8 Natrium phosphoricum Nr. 9 Natrium sulfuricum Nr. 10 Calcium sulfuricum Nr. 12 Lithium chloratum Nr. 16 Natrium bicarbonicum Nr. 23	10-20 20 10-20 10-20 10 10 10

Bei einem **Gichtanfall** ist es zu empfehlen von Ferrum phosphoricum Nr. 3, Natrium chloratum Nr. 8, Natrium phosphoricum Nr. 9, Natrium sulfuricum Nr. 10, Silicea Nr. 11, Calcium sulfuricum Nr. 12 je 20 Stück zu einem Brei zu mischen und als Brei aufzulegen. Zusätzlich sollten von jedem Mineralstoff 20 Stück täglich eingenommen werden, von Ferrum phosphoricum Nr. 3 allerdings 30-40.

Gichtanfall	Die Mischung auch als Brei auflegen. Blütenessenzen: Notfalltropfen	Ferrum phosphoricum Nr. 3 Natrium chloratum Nr. 8 Natrium phosphoricum Nr. 9 Natrium sulfuricum Nr. 10 Silicea Nr. 11 Calcium sulfuricum Nr. 12 Lithium chloratum Nr. 16	20 20 20 20 20 20-30 10
Gliederschmerzen			
• allgemein	Gelenkecreme Regidol Schlafplatz beachten! Blütenessenzen: Willow, Oak, Gentian	Ferrum phosphoricum Nr. 3 Natrium phosphoricum Nr. 9 Natrium sulfuricum Nr. 10	20-30 20 10-15

• durch Übersäuerung	Adler Ortho Aktiv Nr.9 Blütenessenzen: Willow, Olive, Beech	Ferrum phosphoricum Nr. 3 Natrium phosphoricum Nr. 9	10-20 20-30
• zerschlagen, grippig	siehe: Zerschlagenheitsgefühl		
Globusgefühl im Hals	Magnesium phosphoricum Nr. 7 muss nicht immer als „heiße 7" angewendet werden Blütenessenzen: Star of Bethlehem	Magnesium phosphoricum Nr. 7	„heiße 7"
grauer Star	siehe: Star		
Grippe			
• grippaler Infekt	Blütenessenzen: Olive, Elm, Crab Apple, Clematis	Ferrum phosphoricum Nr. 3 Kalium chloratum Nr. 4 Natrium chloratum Nr. 8 Natrium sulfuricum Nr. 10	20 10 10-20 10-20
• echte Virusgrippe	Arzt! Blütenessenzen: Olive, Gentian, Elm	Ferrum phosphoricum Nr. 3 Kalium chloratum Nr. 4 Kalium phosphoricum Nr. 5 Natrium chloratum Nr. 8 Natrium phosphoricum Nr. 9 Natrium sulfuricum Nr. 10 Calcium sulfuricum Nr. 12	10-20 10 10-20 10-20 10 10 10-20
• bleierne Glieder	siehe: Zerschlagenheitsgefühl		
• zerschlagen, grippig	siehe: Zerschlagenheitsgefühl		
H			
Haare			
• Ausfall	Mineralstoffe auflösen und als Haarwasser verwenden, Haarwäsche mit Dusch'n Fun Duschgel Adler Ortho Aktiv Nr. 1+ Adler Ortho Aktiv Nr. 11 Blütenessenzen: Olive, Larch, Star of Bethlehem	Calcium fluoratum Nr. 1 Kalium phosphoricum Nr. 5 Natrium chloratum Nr. 8 Natrium phosphoricum Nr. 9 Silicea Nr. 11 Zincum chloratum Nr. 21	7-10 10 10-20 10-20 20 7
• Ausfall: kreisrund:	Arzt! Adler Ortho Aktiv Nr. 5 Blütenessenzen: Olive, Larch, Gentian, Star of Bethlehem	Kalium phosphoricum Nr. 5 Natrium chloratum Nr. 8 Calcium sulfuricum Nr. 12 Zincum chloratum Nr. 21	20-30 10 10-20 7-10
• brüchig, gespalten	Haarwäsche mit Dusch'n Fun Adler Ortho Aktiv Nr. 1 + Adler Ortho Aktiv Nr. 11 Blütenessenzen: Larch, Olive	Calcium fluoratum Nr. 1 Natrium chloratum Nr. 8 Natrium phosphoricum Nr. 9 Silicea Nr. 11	7-10 10 20 10
• Schuppen auf dem Kopf	Haarwäsche mit Dusch'n Fun Besprühen des Haarbodens mit gelösten Mineralstoffen Nr. 1+8	Calcium fluoratum Nr. 1 Natrium chloratum Nr. 8	7-10 20-30

• vorzeitiges Ergrauen	Dusch`n Fun: Haarpackung + Haarwäsche Blütenessenzen: Olive, Star of Bethlehem	Kalium sulfuricum Nr. 6 Zincum chloratum Nr. 21 bei längerer Anwendung zusätzlich Nr. 10	10 10-20 10
• Haarverlust (Kopf, Brauen, Wimpern)	Dusch`n Fun: Haarpackung + Haarwäsche Adler Ortho Aktiv Nr. 1 Blütenessenzen: Olive, Gentian, Star of Bethlehem, Larch	Ferrum phosphoricum Nr. 3 Kalium phosphoricum Nr. 5 Natrium chloratum Nr. 8 Natrium phosphoricum Nr. 9 Silicea Nr. 11 Zincum chloratum Nr. 21	10-20 20 10 10-20 10 10
Halsweh	Gurgeln mit den angegebenen aufgelösten Mineralstoffen Blütenessenzen: Centaury, Clematis, Impatiens, Star of Bethlehem	Ferrum phosphoricum Nr. 3 Calcium sulfuricum Nr. 12	10-30 10-20
Halsentzündung	siehe Angina		
Halsentzündung: eitrig	siehe: Angina		
Haltungsschwäche	Cremegel Nr. 1 Adler Ortho Aktiv Nr. 1 psychische Ursachen beachten Blütenessenzen: Larch	Calcium fluoratum Nr. 1 Calcium phosphoricum Nr. 2 Ferrum phosphoricum Nr. 3 Kalium phosphoricum Nr. 5 Natrium chloratum Nr. 8 Silicea Nr. 11 bei längerer Anwendung zusätzlich Nr. 9	7-10 10 10 10 10 7 10
Hämorrhoiden	siehe: Krampfadern		
Hände und Füße kalt	Baden in den Salzen – unter Körpertemperatur BaseCare Fußbäder	Calcium phosphoricum Nr. 2 Natrium chloratum Nr. 8	10-20 10-20
Hände und Füße angeschwollen	Baden in den Salzen – unter Körpertemperatur	Natrium sulfuricum Nr. 10	20-30
Handflächen **Schrunden**	Hand&Nail Lotion (tagsüber), Askinel (abends)	Calcium fluoratum Nr. 1 Ferrum phosphoricum Nr. 3	10-20 10
Handschweiß	Hand&Nail Lotion, Handbäder mit den Mineralstoffen Blütenessenzen: Larch	Natrium phosphoricum Nr. 9 Silicea Nr. 11	10-20 10-20
Hängebauch	Körpercreme Regeneration Adler Ortho Aktiv Nr.1	Calcium fluoratum Nr. 1 Kalium phosphoricum Nr. 5 Natrium chloratum Nr. 8 Natrium phosphoricum Nr. 9 Silicea Nr. 11	7-10 10 10 10-20 10
harmoniebedürftig	siehe: nett		

Harnabgang – unfreiwillig: Inkontinenz	Sitzbäder in den angegebenen Mineralstoffen Adler Ortho Aktiv Nr. 1 Blütenessenzen: Gorse, Centaury, Pine, Star of Bethlehem	Calcium fluoratum Nr. 1 Ferrum phosphoricum Nr. 3 Natrium chloratum Nr. 8 Natrium sulfuricum Nr. 10	7-10 10-20 10 20
Harnblase: Stärkung (Reizblase)	Sitzbäder in den angegebenen Mineralstoffen Blütenessenzen: Centaury, Star of Bethlehem, Rock Rose, Cherry Plum, Pine	Calcium fluoratum Nr. 1 Ferrum phosphoricum Nr. 3 Natrium chloratum Nr. 8 Natrium phosphoricum Nr. 9	7-10 10-20 20 10-20
Harnblasenentzündung	Sitzbäder in den angegebenen Mineralstoffen Blütenessenzen: Crab Apple, Centaury, Pine, Star of Bethlehem	Ferrum phosphoricum Nr. 3 Natrium chloratum Nr. 8 Natrium phosphoricum Nr. 9 Lithium chloratum Nr. 16	20-30 20-30 10-20 10
Harndrang: häufig	Weist bei Männern unter Umständen auf eine Prostatabelastung hin, siehe: Prostata Adler Ortho Aktiv Nr. 1 Blütenessenzen: Centaury, Pine, Star of Bethlehem	Calcium fluoratum Nr. 1 Natrium chloratum Nr. 8 Natrium sulfuricum Nr. 10	7-10 10-20 20-30
Harnlassen: vermehrt	Blütenessenzen: Centaury, Pine, Star of Bethlehem	Natrium chloratum Nr. 8 Natrium sulfuricum Nr. 10	10 10-20
Harnsäure: vermehrt	Adler Ortho Aktiv Nr. 9	Natrium phosphoricum Nr. 9	20-30
Harnsäure:	Vorbeugung vor Steinbildung Adler Ortho Aktiv Nr. 9 Blütenessenzen: Centaury, Pine, Star of Bethlehem	Calcium phosphoricum Nr. 2 Magnesium phosphoricum Nr. 7 Natrium phosphoricum Nr. 9 Natrium bicarbonicum Nr. 23	10 10 10-20 10
Harnstau	Blütenessenzen: Centaury, Notfalltropfen	Natrium chloratum Nr. 8 Natrium sulfuricum Nr. 10 Lithium chloratum Nr. 16	10-30 10-20 10
Harnwegsentzündung	Warme Sitzbäder in den angegebenen Mineralstoffen Blütenessenzen: Crab Apple, Centaury, Pine, Star of Bethlehem	Ferrum phosphoricum Nr. 3 Natrium chloratum Nr. 8 Natrium phosphoricum Nr. 9 Calcium sulfuricum Nr. 12 Lithium chloratum Nr. 16	20-30 10-20 10-20 10 10

Probleme der **Haut** können am besten über eine Creme behandelt werden, wobei jeweils das Problem die Auswahl der Mineralstoffe bestimmt.
Bei der Formulierung **trocken** muß immer zwischen tatsächlich trockener bzw. feuchtigkeitsarmer oder fettarmer Haut unterschieden werden. Menschen mit feuchtigkeitsarmer Haut wollen keine fette Salbe. Jene, die eine spannende, fettarme Haut haben, brauchen fette Cremen und müssen sich mehrmals täglich eincremen.

Haut			
• „dicke" Haut – im übertragenen Sinn (Psyche)	gepanzert Blütenessenzen: Water Violet, Agrimony, Rock Water	Calcium phosphoricum Nr. 2	10

A B C D E F G H I J K L M N O P Q R S T U V W X Y Z

• „dünne"Haut – im übertragenen Sinn (Psyche)	wenig Abgrenzung Blütenessenzen: Walnut, Elm, Mimulus, Larch	Calcium fluoratum Nr. 1	10
• Falten	siehe: Schönheitsmittel für faltige Haut		
• fettarm – spannt	Gesichtscreme für anspruchsvolle Haut	Natrium phosphoricum Nr. 9	10-20
• gelblich, braune Flecken	Cremegel Nr. 6 BaseCare Brei	Kalium sulfuricum Nr. 6	10-20
• Hornhaut	Askinel Blütenessenzen: Rock Water, Olive	Calcium fluoratum Nr. 1	10-20
• rissig – Hautschrunden	Askinel, Lippenbalsam Adler Ortho Aktiv Nr. 1 Blütenessenzen: Rock Water, Oak	Calcium fluoratum Nr. 1	10-20
• trocken – feuchtigkeitsarm	Tendiva Körperlotion als Unterlage Cremegel Nr. 8 Gesichtscreme mit Aquarich Adler Ortho Aktiv Nr. 1+8 Blütenessenzen: Rock Water, Olive, Elm	Natrium chloratum Nr. 8	10-20
• fettarm, spröde	Körpercreme Regeneration Adler Ortho Aktiv Nr. 1+ Adler Ortho Aktiv Nr. 9 Blütenessenzen: Rock Water, Scleranthus, Olive	Calcium fluoratum Nr. 1 Natrium phosphoricum Nr. 9 Natrium bicarbonicum Nr. 23	10 10-20 7-10
• unrein, Mitesser	Breimaske mit Nr. 3+9 Seborive Blütenessenzen: Star of Bethlehem, Agrimony, Larch, Crab Apple, Mimulus	Ferrum phosphoricum Nr. 3 Natrium phosphoricum Nr. 9	10 20
• welk	Tendiva Körperlotion Adler Ortho Aktiv Nr. 1, ungesättigte Fettsäuren vermehrt ins tägliche Essen einbauen Blütenessenzen: Olive, Star of Bethlehem	Calcium fluoratum Nr. 1 Kalium phosphoricum Nr. 5 Natrium chloratum Nr. 8	7-15 10 10-20
Hautausschlag	siehe: Ekzem		
Hautausschlag, juckend	Hautjucken, Mineralstoffbadesalz Cremegel E Blütenessenzen: Impatiens, Olive, Agrimony	Magnesium phosphoricum Nr. 7 Natrium sulfuricum Nr. 10	10-20 20-30

Hautgrieß	Schlafplatz beachten – Strombelastung! Breimaske Nr. 4, Cremegel Nr. 4 Blütenessenzen: Mimulus, Elm, Water Violet	Kalium chloratum Nr. 4	10-20-30
Heilung			
• schlechte Heilung: durch Diabetes	baden in der Mineralstoffmischung Cremegelmischung aus den angegebenen Mineralstoffen Adler Ortho Aktiv Nr. 6	Ferrum phosphoricum Nr. 3 Kalium phosphoricum Nr. 5 Kalium sulfuricum Nr. 6 Natrium chloratum Nr. 8 Natrium phosphoricum Nr. 9 Natrium sulfuricum Nr. 10 Calcium sulfuricum Nr. 12 Zincum chloratum Nr. 21	10-20 10 20 10 10 20-30 10-20 10
• schlechte Heilung: durch Säureüberschuss	baden in der Mineralstoffmischung Gel W Blütenessenzen: Olive, Star of Bethlehem, Gorse	Ferrum phosphoricum Nr. 3 Kalium phosphoricum Nr. 5 Natrium chloratum Nr. 8 Natrium phosphoricum Nr. 9 Calcium sulfuricum Nr. 12 Arsenum iodatum Nr. 24	10-20 10 10 20-30 10-20 10
• wird gefördert	Cremegel Nr. 3 Gel W	Ferrum phosphoricum Nr. 3	20-30
Heiserkeit	wässrige Lösung aus Nr. 1+3+8 zum Gurgeln Blütenessenzen: Star of Bethlehem	Ferrum phosphoricum Nr. 3 Kalium chloratum Nr. 4 Natrium chloratum Nr. 8 Kalium iodatum Nr. 15	10-20 10 10-20 7-10
Heißhunger, Hungerattacken	auf säurearme Ernährung achten BaseCare Bäder Adler Ortho Aktiv Nr. 9	Kalium phosphoricum Nr. 5 Natrium phosphoricum Nr. 9	10 20-30
hektische Flecken	Adler Ortho Aktiv Nr. 7 Blütenessenzen: Impatiens, Elm, Mimulus	Magnesium phosphoricum Nr. 7	10-20 oder „heiße 7“
Herpes	siehe: Fieberblasen		

Bei Beschwerden mit dem **Herz** muß sehr vorsichtig umgegangen werden und ein Arztbesuch ist dringend erforderlich!

Herz			
• Schmerzen	ARZT!	Ferrum phosphoricum Nr. 3 Kalium phosphoricum Nr. 5 Magnesium phosphoricum Nr. 7 Silicea Nr. 11 bei längerer Anwendung zusätzlich Nr. 9	10-20 10-20 „heiße 7“ 7 10

• zur Stärkung	Adler Ortho Aktiv Nr. 7 Herz-Kreislauftee mit Weißdorn trinken Blütenessenzen: Red Chestnut, Mimulus, Olive, Scleranthus, Vervain, White Chestnut	Calcium fluoratum Nr. 1 Calcium phosphoricum Nr. 2 Kalium phosphoricum Nr. 5 Magnesium phosphoricum Nr. 7 Natrium chloratum Nr. 8 Silicea Nr. 11 Aurum chloratum natronatum Nr. 25	7-10 10 10-20 10-20 10-20 10 7
• Unruhe – beunruhigend	ARZT! Herzrasen Adler Ortho Aktiv Nr. 7 Blütenessenzen: Impatiens, Rock Rose, Mimulus, Heather, Aspen	Magnesium phosphoricum Nr. 7 Kalium bromatum Nr. 14 Kalium iodatum Nr. 15	„heiße 7“ 7-10 10-20
Herzklopfen: nächtlich, nach Erwachen	schneller, als es der körperlichen Befindlichkeit entspricht Blütenessenzen: Red Chestnut, Aspen, Impatiens, Agrimony, Rock Rose	Calcium phosphoricum Nr. 2	10-20
Herzschlag			
• beschleunigt	schneller als es zur körperlichen Befindlichkeit passt	Calcium phosphoricum Nr. 2	10-20
• Herzrasen	Arzt!	Kalium iodatum Nr. 15	10-20
• unregelmäßig	Arzt! Adler Ortho Aktiv Nr. 7 Blütenessenzen: Red Chestnut, Aspen, Scleranthus	Magnesium phosphoricum Nr. 7	„heiße 7“
Heuschnupfen	siehe: Allergie		

Hexenschuß: Beim Hexenschuß sollte zuerst versucht werden, die extremen Spannungen, die diesem Leiden zugrunde liegen, mit Hilfe der „heißen Sieben“ zu reduzieren. Dann geht meistens auch der Schmerz zurück. Doch das ist erst eine Notmaßnahme, der dann eine ausreichende Versorgung folgen sollte, wie in der folgenden Anwendung angegeben.

Hexenschusss	Gelenkecreme Regidol Schlafplatz beachten Spannung reduzieren Blütenessenzen: akut: Notfalltropfen sonst: Elm, Hornbeam, Mimulus, Oak	Calcium fluoratum Nr. 1 Calcium phosphoricum Nr. 2 Ferrum phosphoricum Nr. 3 Magnesium phosphoricum Nr. 7 Natrium chloratum Nr. 8 Natrium phosphoricum Nr. 9 Silicea Nr. 11	7-10 10-20 10-20 „heiße 7“ 10-20 10 10
Hilflosigkeit			
• körperlich	erschöpft, Adler Ortho Aktiv Nr. 5 Blütenessenzen: Olive, Elm, Larch	Kalium phosphoricum Nr. 5 Kalium iodatum Nr. 15	10 10
• nervlich – erschöpft	Adler Ortho Aktiv Nr. 3+ Adler Ortho Aktiv Nr. 5 Blütenessenzen: Olive, Gentian, Larch, Elm, Star of Bethlehem	Ferrum phosphoricum Nr. 3 Kalium phosphoricum Nr. 5 Natrium chloratum Nr. 8	10 10 10

• nervlich - über-spannt - überreizt	Adler Ortho Aktiv Nr. 7 Blütenessenzen: Cherry Plum	Magnesium phosphoricum Nr. 7	„heiße 7"
Hinterkopf-schmerzen	Cremegel Nr. 2 Massage mit dem Cremgel	Calcium phosphoricum Nr. 2 Magnesium phosphoricum Nr. 7	20-30 „heiße 7"
Hitze			
• Erschöpfung		Ferrum phosphoricum Nr. 3 Kalium phosphoricum Nr. 5 Natrium chloratum Nr. 8	10 20 20
• Hitzestau	kühl abduschen - ausgiebig	Ferrum phosphoricum Nr. 3 Natrium chloratum Nr. 8	10-20 20-30
Hitzewallungen – Menopause	Baden in den angegebenen Mineralstoffen Blütenessenzen: Impatiens, Cherry Plum, Rock Rose, Walnut, Larch	Calcium phosphoricum Nr. 2 Ferrum phosphoricum Nr. 3 Magnesium phosphoricum Nr. 7 Natrium chloratum Nr. 8 Kalium arsenicosum Nr. 13 Zincum chloratum Nr. 21 Aurum chloratum natronatum Nr. 25	10-20 10-20 „heiße 7" 10-20 10 10 10
Hormonregulation	Baden in den angegebenen Mineralstoffen Blütenessenzen: Pine, Olive, Mustard, Aspen	Calcium phosphoricum Nr. 2 Kalium chloratum Nr. 4 Kalium arsenicosum Nr. 13 Cuprum arsenicosum Nr. 19 Zincum chloratum Nr. 21 Aurum chloratum natronatum Nr. 25 Selenium Nr. 26	10-20 10 10-20 10 10 10 7-10
Hornhaut	siehe: Haut		
Hörschwäche	begleitend zur ärztlichen Behandlung Blütenessenzen: Clematis, Oak, Elm, Mustard, Mimulus	Ferrum phosphoricum Nr. 3 Kalium chloratum Nr. 4 Kalium phosphoricum Nr. 5 Natrium sulfuricum Nr. 10	10-20 10 10 10
Hörstörungen	Druck im Ohr – meistens nach Anwendung von Nr. 3 bei Ohrenschmerzen Blütenessenzen: Rock Rose, Cherry Plum, Star of Bethlehem, Oak, Clematis	Natrium sulfuricum Nr. 10 Ferrum phosphoricum Nr. 3 (Durchblutung der Gehörgänge)	10-30 10-20
Hörsturz	siehe: Gehörsturz		
Hüftgelenk	allmähliche Bewegungseinschränkung Breiauflage aus den angegebenen Mineralstoffen Gelenkecreme Regidol Adler Ortho Aktiv Nr. 2	Calcium fluoratum Nr. 1 Calcium phosphoricum Nr. 2 Magnesium phosphoricum Nr. 7 Natrium chloratum Nr. 8 Natrium phosphoricum Nr. 9 Silicea Nr. 11 Calcium carbonicum Nr. 22	7-10 10-20 10 20 10-20 7 10

Hüftschmerzen	Breiauflage aus den angegebenen Mineralstoffen Gelenkecreme Regidol Adler Ortho Aktiv Nr. 2	Calcium fluoratum Nr. 1 Calcium phosphoricum Nr. 2 Ferrum phosphoricum Nr. 3 Natrium chloratum Nr. 8 Natrium phosphoricum Nr. 9 Silicea Nr. 11	7-10 10-20 20 10-20 10 7
Hühneraugen	Askinel, Fußbäder in den angegebenen Mineralstoffen Blütenessenzen: Crab Apple, Elm, Oak	Calcium fluoratum Nr. 1 Kalium phosphoricum Nr. 5 Natrium chloratum Nr. 8 Natrium phosphoricum Nr. 9 Silicea Nr. 11	7-10 10 10-20 10 7
Hunger			
• auf …	siehe: Bedürfnis nach …		
• Heißhunger	Blütenessenzen: Elm, Centaury, Walnut	Natrium phosphoricum Nr. 9	10-20
• Regulierung	Adler Ortho Aktiv Nr. 10 Blütenessenzen: Chestnut Bud, Scleranthus	Kalium phosphoricum Nr. 5 Natrium phosphoricum Nr. 9 Kalium bichromicum Nr. 27	10-20 20 10-20
• Hungergefühl: ständiges – diffuses	Energiehaushalt beachten – Ernährung auf energiereichen Nahrung umstellen, Schlafplatz beachten Adler Ortho Aktiv Nr. 5 Blütenessenzen: Chestnut Bud, Olive, Centaury, Walnut	Kalium phosphoricum Nr. 5	20
Husten			
• allgemein	Salbe H Blütenessenzen: Centaury, Gorse, Olive	Calcium phosphoricum Nr. 2 Ferrum phosphoricum Nr. 3 Kalium chloratum Nr. 4 Natrium chloratum Nr. 8 Natrium sulfuricum Nr. 10	10 10-20 20 10-20 10
• bellend	Salbe H Blütenessenzen: Heather, Centaury, Olive	Calcium phosphoricum Nr. 2	10-20
• krampfend	Salbe H Blütenessenzen:Holly, Centaury, Olive	zusätzlich : Magnesium phosphoricum Nr. 7	„heiße 7“
• schleimiger	richtet sich nach der Farbe des Auswurfes, siehe: Schleim		
• trockener Reizhusten	feuchte Tücher auf den Heizkörper legen, Salbe H Blütenessenzen: Centaury, Heather, Olive, Holly	Natrium chloratum Nr. 8	10-20

• Anfälle, morgendliche	Schlafplatz beachten Salbe H Blütenessenzen: Centaury, Holly, Heather, Crab Apple	Kalium chloratum Nr. 4 Natrium chloratum Nr. 8 Kalium aluminium sulfuricum Nr. 20	10 10 5
Hyperaktivität von Kindern	Vitamin B Ernährung beachten – Vollkorn wenig Zucker – frisches Gemüse Problematik von Phosphaten psychische Ursachen ergründen Blütenessenzen: Impatiens, Elm	Calcium fluoratum Nr. 1 Calcium phosphoricum Nr. 2 Kalium phosphoricum Nr. 5 Kalium bromatum Nr. 14 Zincum chloratum Nr. 21	7-10 10-20 10-20 10-20 10
Hypermobilität der Gelenke	Breiauflage aus den angegebenen Mineralstoffen, Cremegelmischung aus den angegebenen Mineralstoffen, Gelenkcreme Regidol Adler Ortho Aktiv Nr. 1 Blütenessenzen: Walnut, Centaury, Rock Water	Calcium fluoratum Nr. 1 Calcium phosphoricum Nr. 2 Kalium phosphoricum Nr. 5 Natrium chloratum Nr. 8 Silicea Nr. 11 bei längerer Anwendung zusätzlich Nr. 9	7-10-20 10 10 10-20 10 10-20
I			
Immunsystem			
• Stärkung der Abwehrkraft allgemein	Adler Ortho Aktiv Nr. 3 Blütenessenzen: Olive, Wild Rose, Mustard, Walnut, Larch, Clematis, Centaury	Ferrum phosphoricum Nr. 3 Natrium phosphoricum Nr. 9 Zincum chloratum Nr. 21	10-20 10-20 10
• Stärkung des Milieus	auf säurearme Ernährung achten Adler Ortho Aktiv Nr. 3 + Adler Ortho Aktiv Nr. 9 Blütenessenzen: Olive, Pine, Larch, Crab Apple	Ferrum phosphoricum Nr. 3 Kalium chloratum Nr. 4 Kalium phosphoricum Nr. 5 Natrium chloratum Nr. 8 Natrium phosphoricum Nr. 9 Natrium sulfuricum Nr.10 Natrium bicarbonicum Nr. 23 Selenium Nr. 26	10 10 10 10 10-20 10 10 10
• Belastung mit freien Radikalen	siehe: Antioxdantienmischung		
Impfungen: zur Vorbeugung und Stärkung	Adler Ortho Aktiv Nr. 3	Calcium phosphoricum Nr. 2 Ferrum phosphoricum Nr. 3 Kalium chloratum Nr. 4 Natrium chloratum Nr. 8 Kalium Aluminium sulfuricum Nr. 20	10-20 10-20 10-20 10 10
Impffolgen	siehe: Entgiftung: nach Impfungen		
Influenza	siehe: Grippe		

Inkontinenz	unwillkürlicher Harn- und/oder Stuhlabgang Adler Ortho Aktiv Nr. 1 Blütenessenzen: Centaury, Pine, Crab Apple	Calcium fluoratum Nr. 1 Ferrum phosphoricum Nr. 3 Kalium phosphoricum Nr. 5 Natrium chloratum Nr. 8 Natrium phosphoricum Nr. 9 Silicea Nr. 11	7-10-20 10-20 10 10 10-20 7
Insektenstiche Einnahme über längere Zeit	Breiauflage aus den angegebenen Mineralstoffen Cremegelmischung aus den angegebenen Mineralstoffen Blütenessenzen: Notfalltropfen	Calcium phosphoricum Nr. 2 Ferrum phosphoricum Nr. 3 Natrium chloratum Nr. 8 Natrium sulfuricum Nr. 10	10 10 20 10
Ischiasschmerzen	siehe: Hexenschuß		
J			
Jetlag	zur Vorbereitung und jeweils nach der Zeitumstellung Blütenessenzen: Elm, Rock Water, Scleranthus, Walnut	Ferrum phosphoricum Nr. 3 Kalium phosphoricum Nr. 5 Natrium chloratum Nr. 8 Aurum chloratum natronatum Nr. 25	20 30 20 10

Juckreiz kann etwas sehr Belastendes sein. Grundsätzlich muß jedoch zwischen verschiedenen Arten unterschieden werden. Aber auf jeden Fall ist auch die äußere Anwendung von großer Bedeutung. Dazu gibt es ein biochemisches Duschgel, das den Juckreiz ziemlich einschränkt, das BaseCare Mineralstoffbad, das das Gewebe unter der Haut massiv entlastet, und die regelmäßige Anwendung spezieller Cremegele.
Hauptsächlich entsteht ein Juckreiz, wenn der Körper in der Ausscheidung seiner überschüssigen Stoffe gehemmt ist, dann treten sie über die Haut aus.
Wenn durch einen großen Mangel an bestimmten Mineralstoffen zu wenig Betriebsstoffe zur Verfügung stehen und zu viel Schlacke mit zu viel Säure im Körper zusammenkommt, entstehen schwerwiegende Hautprobleme aus dem Formenkreis der Neurodermitis.

Juckreiz	Blütenessenzen: Impatiens		
• allgemein, nervös	Cremegel E Blütenessenzen: Larch, Mimulus, Impatiens, Agrimony	Magnesium phosphoricum Nr. 7	„heiße 7“
• am After	Cremegel E BaseCare Sitzbäder Blütenessenzen: Impatiens	Kalium sulfuricum Nr. 6 Natrium chloratum Nr. 8 Natrium phosphoricum Nr. 9 Natrium sulfuricum Nr. 10	10-20 10 20 20
• beißend	Überschuss an abzubauenden Schlacken Adler Ortho Aktiv Nr. 10	Natrium sulfuricum Nr. 10	20-30
• salzig brennend		Natrium chloratum Nr. 8	20-30
• sauer	auf säurearme Ernährung achten Adler Ortho Aktiv Nr. 9	Natrium phosphoricum Nr. 9	20-30

K			
kalte Hände und Füße	Schlafplatz beachten Cremegel Nr. 2 Blütenessenzen: Olive, Star of Bethlehem, Clematis	Calcium phosphoricum Nr. 2 Natrium chloratum Nr. 8	10-20 10-20
Kälteempfindlichkeit	empfindlich gegen Luftzug Blütenessenzen: Mimulus	Ferrum phosphoricum Nr. 3 Natrium chloratum Nr. 8	10 20-30
Kältegefühl: chronisch	Schlafplatz beachten psychische Ursachen beachten	Calcium phosphoricum Nr. 2 Arsenum iodatum Nr. 24	20 10
Karies: Vorbeugung	BaseDent Zahnpaste Adler Ortho Aktiv Nr. 1 Blütenessenzen: Oak, Agrimony, Elm	Calcium fluoratum Nr. 1 Calcium phosphoricum Nr. 2 Magnesium phosphoricum Nr. 7 Natrium chloratum Nr. 8 Silicea Nr. 11 bei längerer Anwendung zusätzlich Nr. 9	7-10 10-20 10 10 7 10
Karpaltunnel-syndrom	Behandlung wie: Dupuytren: siehe dort		
Katarrh	starke Schleimabsonderung siehe auch: Schleim	Ferrum phosphoricum Nr. 3 Kalium chloratum Nr. 4 Kalium sulfuricum Nr. 6 Natrium chloratum Nr. 8 Natrium sulfuricum Nr. 10 Kalium bichromicum Nr. 27	10 20 10 20 10 10
Kater: durch Alkohol	siehe auch: Schützenfestmischung Blütenessenzen: Crab Apple, Olive	Natrium chloratum Nr. 8 Natrium sulfuricum Nr. 10 Zincum chloratum Nr. 21	10-20 20-30 10
Katergefühl	kurz vor Krankheiten, wie zerschlagene Glieder oder bleierne Glieder siehe auch: Zerschlagenheits-gefühl Blütenessenzen: Clematis, Olive, Elm	Ferrum phosphoricum Nr. 3 Natrium sulfuricum Nr. 10	10 30
Kehlkopferkrankung	siehe: Heiserkeit, Husten, Hals-entzündung		
Kiefer: Gelenksge-räusche beim Kauen	Gelenkecreme Regidol	Calcium phosphoricum Nr. 2 Magnesium phosphoricum Nr. 7 Natrium chloratum Nr. 8	10-20 10 10-20
Kiefergelenk: Arthrose	siehe: Arthrose		
Kieferhöhle: Vereiterung	Blütenessenzen: Crab Apple	Natrium phosphoricum Nr. 9 Silicea Nr. 11 Calcium sulfuricum Nr. 12	20 10 20-30
Kiefersperre	Arzt! „heiße 7“ sehr oft verabreichen	Calcium phosphoricum Nr. 2 Magnesium phosphoricum Nr. 7	20 „heiße 7“

Für **Kinder** sind die Mineralstoffe nach Dr. Schüßler von besonderer Bedeutung. Der Aufbau ihres Körpers und eine ausreichende Gesundheitspflege verlangen regelrecht nach diesen speziellen Mineralstoffen. Wenn Sie sich über die Verwendung dieser Mineralstoffe für Kinder ganz speziell informieren wollen, empfehlen wir Ihnen das Buch: „Schüßler Salze für Ihr Kind“, im Haug Verlag erschienen.

Kinder: aufgekratzt	Baden in den angegebenen Mineralstoffen Blütenessenzen: Impatiens, Vervain, Cherry Plum	Calcium phosphoricum Nr. 2 Ferrum phosphoricum Nr. 3 Kalium phosphoricum Nr. 5 Magnesium phosphoricum Nr. 7 Kalium bromatum Nr. 14	10 10 20 20 10-20
Kind: zahnend	Bei Babys einen Brei machen und in den Mund schmieren oder auf den Schnuller geben	Calcium fluoratum Nr. 1 Ferrum phosphoricum Nr. 3 Kalium phosphoricum Nr. 5 Natrium chloratum Nr. 8	7-10 7-10 7-10 7-10
Kinderkrankheiten: 1. Stadium	solange der Organismus mit der Krankheit kämpft	Ferrum phosphoricum Nr. 3	10-20-30
Kinderkrankheiten: 2. Stadium	wenn die Gefahr besteht, dass sich die Krankheit im Körper festsetzt	Kalium chloratum Nr. 4	10-20-30
Kinderkrankheiten: 3. Stadium	wenn sich die Krankheit im Körper festgesetzt hat, chronische Krankheiten	Kalium sulfuricum Nr. 6 Natrium sulfuricum Nr. 10	20-30 20
Klaustrophobie:	Angst vor Enge Blütenessenzen: Mimulus	Calcium phosphoricum Nr. 2 Kalium sulfuricum Nr. 6	10-20 2o-30
Klima-Umstellung	vor allem bei Urlaubsaufenthalten in fernen Ländern Blütenessenzen: Walnut	Ferrum phosphoricum Nr. 3 Kalium chloratum Nr. 4 Kalium phosphoricum Nr. 5 Natrium chloratum Nr. 8 Natrium sulfuricum Nr. 10 Aurum chloratum natronatum Nr. 25	10-20 10 10-20 10-20 20 10-20
Kloßgefühl im Hals	siehe: Globusgefühl		
Knacken in den Gelenken	Gelenkecreme Regidol Adler Ortho Aktiv Nr. 8	Natrium chloratum Nr. 8	20-30
Knickfuß, Schlottergelenk, leicht umknickende Knöchel	Gelenkecreme Regidol Cremegel Nr. 1 zusätzlich Adler Ortho Aktiv Nr. 1 die psychische Standfestigkeit überprüfen	Calcium fluoratum Nr. 1 Calcium phosphoricum Nr. 2 Natrium chloratum Nr. 8 Silicea Nr. 11 bei längerer Anwendung zusätzlich Nr. 9	7-10-20 10-20 10 10 10
Knie			
• Schmerzen	Gelenkecreme Regidol Breiauflage aus den angegebenen Mineralstoffen Cremegelmischung aus den angegebenen Mineralstoffen Adler Ortho Aktiv Nr.9	Calcium fluoratum Nr. 1 Calcium phosphoricum Nr. 2 Ferrum phosphoricum Nr. 3 Natrium chloratum Nr. 8 Natrium phosphoricum Nr. 9 Silicea Nr. 11	7-10 10 20-30 10-20 10-20 10

• Entzündung, rheumatisch	Gelenkecreme Regidol, Breiauflage aus den angegebenen Mineralstoffen Adler Ortho Aktiv Nr. 9	Ferrum phosphoricum Nr. 3 Natrium phosphoricum Nr. 9 Lithium chloratum Nr. 16 Calcium carbonicum Nr. 22 Natrium bicarbonicum Nr. 23	20-30 10-20 10 10 10
• Geschwulst	Breiauflage mit Nr.4	Ferrum phosphoricum Nr. 3 Kalium chloratum Nr. 4 Natrium chloratum Nr. 8 Natrium sulfuricum Nr. 10	10 20 20 10
Knöchel einknickend	siehe: Knickfuß		
Knochen: Überbein	siehe: Überbein		
Knochenbildung: mangelnde	siehe: Osteoporose		
Knochenbruch: fördert die Kallus-bildung	sobald der Gips entfernt ist: Breiauflage aus den angegebenen Mineralstoffen Gelenkecreme Regidol Adler Ortho Aktiv Nr. 2	Calcium fluoratum Nr. 1 Calcium phosphoricum Nr. 2 Ferrum phosphoricum Nr. 3 Kalium phosphoricum Nr. 5 Magnesium phosphoricum Nr. 7 Natrium chloratum Nr. 8 Silicea Nr. 11 Manganum sulfuricum Nr. 17 Cuprum arsenicosum Nr. 19 Zincum chloratum Nr. 21 Calcium carbonicum Nr. 22 bei längerer Anwendung zusätzlich Nr. 9	7-10 10-20 10 10-20 10 10-20 10 7 7 7 7 10

Bei Knochenbrüchen kann, wenn die Bruchstelle eingegipst ist, kein Gel oder Cremegel angewendet werden. Es hat sich aber gezeigt, dass die Mineralstoffe, auch wenn sie „nur" eingenommen werden, hervorragend bei der Heilung eines Bruches wirken.

Knochenbruch: Schmerzen an alten Bruchstellen begleitend	Breiauflage aus den angegebenen Mineralstoffen Gelenkecreme Regidol Adler Ortho Aktiv Nr. 2 Blütenessenzen: Cherry Plum, Honeysuckle, Hornbeam, Olive, Gorse	Ferrum phosphoricum Nr. 3 Natrium chloratum Nr. 8 Natrium phosphoricum Nr. 9 Silicea Nr. 11 Calcium carbonicum Nr. 22	20 10 10-20 7-10 10
Knochen: Überbein	siehe: Überbein		
Knochenschmerzen	wegen Abbaus von Kalzium: z. B. in der Schwangerschaft oder Menopause Adler Ortho Aktiv Nr. 2 (besonders abends) Blütenessenzen: Cherry Plum, Centaury, Olive	Calcium phosphoricum Nr. 2	20-30

Knorpel			
• Gelenkgeräusche. Reiben, Knacken, Knorpelschäden	Gelenkecreme Regidol Adler Ortho Aktiv Nr. 8 Blütenessenzen: Agrimony, Gorse, Centaury, Larch	Ferrum phosphoricum Nr. 3 Kalium phosphoricum Nr. 5 Natrium chloratum Nr. 8 Manganum sulfuricum Nr.17	10 10 20-30 10
• Geschwulst, aufgetrieben	Siehe auch: Gicht, Rheumatismus Breiauflage aus den angegebenen Mineralstoffen Adler Ortho Aktiv Nr. 8 Blütenessenzen: Centaury	Ferrum phosphoricum Nr. 3 Kalium chloratum Nr. 4 Natrium chloratum Nr. 8 Natrium phosphoricum Nr. 9 Silicea Nr. 11 Lithium chloratum Nr. 16	10 10-20 20 20 7 7
• Schäden: durch Verletzung, Überbeanspruchung	Gelenkecreme Regidol, Brei – Umschläge oder Bäder mit der angegebenen Mineralstoffmischung, Adler Ortho Aktiv Nr. 8 Blütenessenzen: Centaury, Gorse, Olive	Calcium fluoratum Nr. 1 Kalium phosphoricum Nr. 5 Natrium chloratum Nr. 8 Silicea Nr. 11 Manganum sulfuricum Nr. 17 Cuprum arsenicosum Nr. 19 Zincum chloratum Nr. 21 bei längerer Anwendung zusätzlich Nr. 9	7-10 10-20 20-30 10 10 10 10 10
Knoten – Brust gutartig Arzt! zur Abklärung	Cremegelmischung aus den angegebenen Mineralstoffen	Calcium fluoratum Nr. 1 Calcium phosphoricum Nr. 2 Kalium chloratum Nr. 4 Natrium sulfuricum Nr. 10 Calcium sulfuricum Nr. 12 bei längerer Anwendung zusätzlich Nr. 9	7-10 10 10 10 10 10
Kolikschmerzen	„heiße 7“oft hintereinander	Magnesium phosphoricum Nr. 7	„heiße 7“
konsequent	mangelnde Konsequenz	Calcium fluoratum Nr. 1	10
kontrolliert	im Sinne von unangemessen beherrscht Blütenessenzen: Cherry Plum	Natrium phosphoricum Nr. 9 Natrium sulfuricum Nr. 10 Calcium phosphoricum Nr. 2 (Spannung)	10 10 10
Konzentrationsschwäche, mangelnde Konzentrationsfähigkeit	siehe auch: Lernschwierigkeiten Adler Ortho Aktiv Nr. 3 Blütenessenzen: Chestnut Bud, Hornbeam, Larch, Clematis	Ferrum phosphoricum Nr. 3 Kalium phosphoricum Nr. 5	10-30 10
Kopfgrind	Die Kopfhaut mit aufgelösten Mineralstoffen behandeln (Haarwäsche) oder Ölhaube machen Dusch'n Fun	Calcium phosphoricum Nr. 2 Kalium chloratum Nr. 4 Kalium sulfuricum Nr. 6 Natrium chloratum Nr. 8	10 10 10 10

Kopfschmerzen sollten als ernstes Zeichen einer Störung beachtet werden, wenn sie häufig auftreten. Ihre Unterdrückung durch entsprechende Mittel ist unbefriedigend und auf Dauer sogar gefährlich. Grundsätzlich muß bei Beschwerden, die im Kopf auftreten, wenn beim Arzt keinerlei Ursache festgestellt werden kann, unbedingt der Schlafplatz beachtet werden. Hier ist im Besonderen die elektromagnetische Belastung zu beachten zu beachten (alle elektrischen Geräte vom Schlafplatz entfernen und die Leitungen ausstecken oder doch die Sicherung für das Schlafzimmer ausschalten, eventuell ein Netzfreischaltgerät montieren lassen, um ganz sicher zu gehen.). Spiegel machen eine Entspannung und Regenration während des Schlafes unmöglich.

Kopfschmerzen			
• allgemein, eine Mischung „für alle Fälle“	an ausreichende Flüssigkeitszufuhr denken (damit „das Hirn nicht austrocknet“ – Wasser trinken) siehe auch: Kater Blütenessenzen: Olive, Hornbeam, Elm, Impatiens, White Chestnut, Agrimony	Calcium phosphoricum Nr. 2 Ferrum phosphoricum Nr. 3 Kalium phosphoricum Nr. 5 Kalium sulfuricum Nr. 6 Magnesium phosphoricum Nr. 7 Natrium chloratum Nr. 8 Natrium sulfuricum Nr. 10	10-20 20 10 10 „heiße 7“ 10 20
• chronisch	Blütenessenzen: White Chestnut, Oak, Elm, Impatiens, Gentian, Mustard	Magnesium phosphoricum Nr. 7 Natrium sulfuricum Nr. 10 Kalium bromatum Nr. 14 Kalium iodatum Nr. 15 Cuprum arsenicosum Nr. 19	„heiße 7“ 20 10 10 10
• dumpf, ev. nach der Sauna	Wasser trinken! Blütenessenzen: Hornbeam, Olive	Natrium chloratum Nr. 8	10-30
• Katergefühl	siehe auch: Kater Blütenessenzen: Hornbeam, Olive, Crab Apple	Natrium sulfuricum Nr.10	10-30
• klopfend, pochend	Blütenessenzen: Elm, Hornbeam, Rock Water, Impatiens	Ferrum phosphoricum Nr. 3	10-30
• migräneartig	Blütenessenzen: Elm, Agrimony, Oak, Impatiens	Calcium fluoratum Nr. 1 Magnesium phosphoricum Nr. 7 Natrium sulfuricum Nr. 10	7-10-20 „heiße 7“ 20-30
• vom Nacken ausgehend, auch Schulkopfschmerz	Cremegel Nr. 2 im Schulter- und Nackenbereich eincremen Blütenessenzen: Gentian, Hornbeam, Elm, Olive, Impatiens	Calcium phosphoricum Nr. 2	10-20
• Spannungskopfschmerz	Cremegel Nr. 2 im Schulter- und Nackenbereich eincremen Blütenessenzen: Agrimony, Impatiens, Olive, Elm, Hornbeam	Calcium phosphoricum Nr. 2 Kalium phosphoricum Nr. 5 Magnesium phosphoricum Nr. 7	10-20 10-20 „heiße 7“
• Überanstrengungskopfschmerz	Cremegel Nr. 2+3 im Schulter- und Nackenbereich eincremen Blütenessenzen: Hornbeam, Gentian, Elm, Olive, Impatiens	Calcium phosphoricum Nr. 2 Ferrum phosphoricum Nr. 3 Magnesium phosphoricum Nr. 7	20 20 „heiße 7“
Kopfschuppen	auch als wässrige Lösung auf die Kopfhaut sprühen Dusch'n Fun Packungen und Haarwäsche mit Cremegel Nr. 8 den Haarboden nach der Kopfwäsche eincremen	Calcium fluoratum Nr.1 Natrium chloratum Nr. 8	7-10-20 20-30
Kopfschweiß, übelriechend	Schlafplatz beachten Adler Ortho Aktiv Nr.11	Calcium phosphoricum Nr. 2 Natrium phosphoricum Nr. 9 Silicea Nr. 11	10 10-20 10-20

Krampfadern sind ein sehr heikles Thema. Viel zu viele Menschen, besonders Frauen, haben erlebt, dass eine Operation vergeblich war, d.h. die Krampfadern sind wieder entstanden. So ist es eine bedeutende Frage, was in diesem Falle zu tun sei!
Grundsätzlich müssen starke Krampfadern, vor allem wenn Gefahr besteht, dass sie aufbrechen könnten, operiert werden. Danach sollte unbedingt eine Behandlung mit den Mineralstoffen nach Dr. Schüßler angeschlossen werden, denn die Operation hat nicht die Ursachen des Problems beseitigt, sondern nur dessen Folgen!
Kleinere Krampfadern sowie Besenreiser können sehr erfolgreich mit der angegebenen Mischung und einem entsprechenden Cremegel behandelt werden und gehen häufig bei entsprechend langer Anwendung nicht nur zurück, sondern verschwinden.

Krampfadern	CouBeVen Venencreme Adler Ortho Aktiv Nr. 1+ Adler Ortho Aktiv Nr. 9 Centaury, Cherry Plum, Elm	Calcium fluoratum Nr. 1 Kalium chloratum Nr. 4 Natrium phosphoricum Nr. 9 Silicea Nr. 11 bei geschwollenen Beinen zusätzlich Natrium sulfuricum Nr. 10	7-10 10-20 10-20 10 10-20
Krämpfe	siehe: Menstruationsbeschwerden		
• kolikartig	Blütenessenzen: Impatiens	Magnesium phosphoricum Nr. 7	„heiße 7“
• Muskeln	Blütenessenzen: Impatiens	Calcium phosphoricum Nr. 2 Natrium phosphoricum Nr. 9	10-30 10
Krampfhusten	siehe: Husten		
Kreislaufschwäche	Arzt! Herz-Kreislauftee Blütenessenzen: Red Chestnut, Olive, Clematis, Mustard, Wild Rose	Calcium phosphoricum Nr. 2 Ferrum phosphoricum Nr. 3 Kalium phosphoricum Nr. 5 Magnesium phosphoricum Nr. 7 Natrium chloratum Nr. 8	10 20 20 „heiße 7“ 10
Kreuzschmerzen: allgemein	siehe: Gelenke		
Kreuzarthrose	siehe Arthrose		
Kribbeln und Taubheitsgefühl in Händen oder Füßen	Cremegel Nr. 2 und Gelenkecreme Regidol abwechselnd Schlafplatz beachten Blütenessenzen: Star of Bethlehem	Calcium phosphoricum Nr. 2	10-30
Kropf	Cremegelmischung Nr. 14+15 Blütenessenzen: Oak, Impatiens, Star of Bethlehem	Kalium chloratum Nr. 4 Kalium bromatum Nr. 14 Kalium iodatum Nr. 15	10-20 10 7-10-20
L			
Lähmungserscheinungen	Begleitung zur ärztlichen Behandlung Askinel, Adler Ortho Aktiv Nr.5 Blütenessenzen: Wild Rose, Clematis	Kalium phosphoricum Nr. 5 Natrium chloratum Nr. 8 Silicea Nr. 11 bei längerer Anwendung zusätzlich Nr. 9	20-30 20 10 10

Laktatacidose Abbau von übermäßiger Milchsäure: vor allem für Sportler	vorbeugend Pre Sport Gel Regidol nach dem Sport: After Sport Lotion Regidol BaseCare Bad	Kalium sulfuricum Nr. 6 Natrium phosphoricum Nr. 9 Natrium sulfuricum Nr. 10 Manganum sulfuricum Nr. 17 Zincum chloratum Nr. 21	10 20-30 10-20 10 10
Lampenfieber	siehe auch: Aufregung Adler Ortho Aktiv Nr. 7 Blütenessenzen: Gentian, Hornbeam, Larch, Mimulus, Star of Bethlehem	Magnesium phosphoricum Nr. 7	„heiße 7“
Lebenskräfte liegen danieder	Adler Ortho Aktiv Nr. 5	Kalium phosphoricum Nr. 5 Kalium arsenicosum Nr. 13	20-30 10-20
Leberbeschwerden	Adler Ortho Aktiv Nr. 10 Blütenessenzen: Impatiens, Olive, Oak, Mustard	Kalium chloratum Nr. 4 Kalium sulfuricum Nr. 6 Natrium sulfuricum Nr. 10 Selenium Nr. 26	10 10 20-30 10
Leberentgiftung	siehe: Entgiftung von Schadstoffen		
Leberflecken	siehe: Pigmentflecken		
leer – innerlich	Gefühl von Leere Blütenessenzen: Larch, Star of Bethlehem, Wild Rose	Ferrum phosphoricum Nr. 3 Kalium phosphoricum Nr. 5	10 10

Mit der Behandlung eines **Leisten- oder Nabelbruches** muss verantwortungsvoll damit umgegangen werden. Ist er zu groß, wird eine Operation nicht zu umgehen sein. Der Bruch entsteht durch eine Schwäche des Bindegewebes, die durch den medizinischen Eingriff letztlich nicht behoben werden kann. Auf eine grundsätzliche Versorgung mit Silicea Nr. 11 sollte unbedingt auf jeden Fall geachtet werden! Kleinere Brüche bilden sich ohne weiteres durch Einnahme der Mineralstoffe, **verbunden** mit der äußeren Anwendung zurück.

Leistenbruch	Askinel Adler Ortho Aktiv Nr. 11 Blütenessenzen: Walnut, Olive	Calcium fluoratum Nr. 1 Kalium phosphoricum Nr. 5 Natrium chloratum Nr. 8 Silicea Nr. 11 bei längerer Anwendung zusätzlich Nr. 9	7-10 10 10 20-30 10-20
Lernschwierigkeiten Lernmischung	ausreichend trinken, energiereiche Nahrung! Adler Ortho Aktiv Nr. 3+ Adler Ortho Aktiv Nr. 5 Blütenessenzen: Agrimony, Elm, Clematis, Chestnut Bud, White Chestnut, Larch	Ferrum phosphoricum Nr. 3 Kalium phosphoricum Nr. 5 Kalium sulfuricum Nr. 6 Natrium chloratum Nr. 8 Manganum sulfuricum Nr. 17 bei längerer Anwendung zusätzlich Nr. 10	20 20 10 10 7 10
Lichtempfindlichkeit	Adler Ortho Aktiv Nr. 8+ Adler Ortho Aktiv Nr. 11 Blütenessenzen: Olive, Clematis, Mimulus,	Ferrum phosphoricum Nr. 3 Natrium chloratum Nr. 8 Silicea Nr. 11 Zincum chloratum Nr. 21 bei längerer Anwendung zusätzlich Nr. 9	10 10 20 10 10

Lider: zuckend	siehe: Zucken der …		
Lidrandentzündung	Lidkompressen mit den aufgelösten Mineralstoffen	Ferrum phosphoricum Nr. 3 Natrium chloratum Nr. 8 Natrium phosphoricum Nr. 9 Silicea Nr. 11	10-20 10 10 10
Lippen			
• blau	Achtung: Herz!	Calcium fluoratum Nr. 1	10-20
• trocken und rissig	Lippenbalsam Adler Ortho Aktiv Nr. 1	Calcium fluoratum Nr. 1 Ferrum phosphoricum Nr. 3 Natrium chloratum Nr. 8	10-20 10 10
• Lippenfältchen	Lippenbalsam Adler Ortho Aktiv Nr. 1	Calcium fluoratum Nr. 1 Silicea Nr. 11 bei längerer Anwendung zusätzlich Nr.9	7-10-20 10 10
Lufthunger	Bedürfnis nach frischer Luft Über längere Zeit anwenden Blütenessenzen: Mimulus, Aspen	Kalium sulfuricum Nr. 6 Natrium sulfuricum Nr. 10	20-30 10-20
Luftzug	siehe: Kälteempfindlichkeit		
Lymphknoten: verhärtet	Breiauflage aus den angegebenen Mineralstoffen Cremegel Nr.1, oder Askinel	Calcium fluoratum Nr. 1 Natrium phosphoricum Nr. 9 Natrium sulfuricum Nr. 10 Calcium sulfuricum Nr. 12	10-20 10 10 10-20
Lymphknoten-schwellung	auf säurearme Ernährung achten Breiauflage aus den angegebenen Mineralstoffen Brei mit BaseCare, dann Cremegel Nr. 4+9+12 Adler Ortho Aktiv Nr. 9	Calcium phosphoricum Nr. 2 Kalium chloratum Nr. 4 Natrium phosphoricum Nr. 9 Natrium sulfuricum Nr. 10 Calcium sulfuricum Nr.12	10 10 10-20 10 10
Lymphstau: durch Operation	Cremegelmischung mit den angegebenen Mineralstoffen	Kalium chloratum Nr. 4 Natrium phosphoricum Nr. 9 Natrium sulfuricum Nr. 10 Silicea Nr. 11 Calcium sulfuricum Nr. 12	10-20 20 10 10 10-20
M			
Magen			
• Blutungen	Arzt! zur Begleitung	Ferrum phosphoricum Nr. 3 Kalium phosphoricum Nr. 5 Natrium phosphoricum Nr. 9 Kalium arsenicosum Nr. 13	20-30 10 20 10
• Gastritis	siehe: Gastritis		

• Geschwür	Arzt! zur Begleitung auf säurearme Ernährung achten Adler Ortho Aktiv Nr.9 Blütenessenzen: Agrimony, Gorse, Impatiens, Olive	Kalium phosphoricum Nr. 5 Natrium chloratum Nr. 8 Natrium phosphoricum Nr. 9 Silicea Nr. 11 Calcium sulfuricum Nr. 12	10-20 20 20 10 20-30
• Schlundbrennen	siehe: Schlundbrennen		
• Sodbrennen	siehe: Sodbrennen		
• Magendruck: Zu unterscheiden von Völlegefühl!	Blütenessenzen: Centaury, Mimulus, Elm, Star of Bethlehem, Impatiens	Natrium chloratum Nr. 8 Natrium phosphoricum Nr. 9	10-30 10
• Magenkatarrh	siehe: Gastritis		
• Magensäure	siehe: Sodbrennen		
• Magenschmerzen	krampfend, zu starke Säure auf säurearme Ernährung achten Blütenessenzen: Rock Rose, Olive, Beech, Impatiens	Ferrum phosphoricum Nr. 3 Natrium phosphoricum Nr. 9	10-20 20-30
• „Magenverstimmung“: vor allem nach schwerem Essen	Blütenessenzen: Olive, Centaury	Ferrum phosphoricum Nr. 3 Kalium sulfuricum Nr. 6 Natrium chloratum Nr. 8 Natrium phosphoricum Nr. 9 Natrium sulfuricum Nr. 10 Natrium bicarbonicum Nr. 23	5 10-20 10 10 10 10
Magersucht	Psychotherapie! Die Mischung dient der Unterstützung der ärztlichen bzw. psychologischen Begleitung. Es sollte mit einer Menge von einem Viertel der Dosierung begonnen und dann langsam gesteigert werden. Blütenessenzen: Agrimony!, Oak, Crab Apple, Star of Bethlehem, Larch, Olive	Calcium phosphoricum Nr. 2 Ferrum phosphoricum Nr. 3 Kalium chloratum Nr. 4 Kalium phosphoricum Nr. 5 Kalium sulfuricum Nr. 6 Magnesium phosphoricum Nr. 7 Natrium chloratum Nr. 8 Silicea Nr. 11 Calcium sulfuricum Nr. 12 Kalium arsenicosum Nr. 13 bei längerer Anwendung zusätzlich Nr. 9	20 10 10 10 10 „heiße 7“ 10 10 10 10 10
Mandeln: eitrig	siehe: Angina		
Mandeln: Schmerzen	siehe: Angina		
Masern	Blütenessenzen: Olive, Clematis, Walnut, Crab Apple	Ferrum phosphoricum Nr. 3 Kalium chloratum Nr. 4 Kalium sulfuricum Nr. 6 Magnesium phosphoricum Nr. 7 bei längerer Anwendung zusätzlich Nr. 10	10-20 10-20 10 „heiße 7“ 10-20

Mattigkeit: durch Säureüberschuss	auf säurearme Ernährung achten BaseCare Bad Adler Ortho Aktiv Nr. 9	Natrium phosphoricum Nr. 9	10-30
Meniskus: Verletzung	Breiauflage aus den angegebenen Mineralstoffen Gelenkecreme Regidol	Calcium fluoratum Nr. 1 Calcium phosphoricum Nr. 2 Ferrum phosphoricum Nr. 3 Kalium chloratum Nr. 4 Natrium chloratum Nr. 8 Natrium phosphoricum Nr. 9 Silicea Nr. 11	7-10 10 10-20 10 20-30 10-20 10
Menstruation	Alle Menstruationsbeschwerden sollten fachärztlich abgeklärt werden, um ernsthafte Erkrankungen nicht zu übersehen. Blütenessenzen: Star of Bethlehem		
• starke Blutung	Adler Ortho Aktiv Nr. 3+ Adler Ortho Aktiv Nr. 5 Blütenessenzen: Olive, Star of Bethlehem, Rock Water	Calcium fluoratum Nr. 1 Calcium phosphoricum Nr. 2 Ferrum phosphoricum Nr. 3 Kalium phosphoricum Nr. 5 Natrium sulfuricum Nr. 10 Silicea Nr. 11 Calcium sulfuricum Nr. 12 bei längerer Anwendung zusätzlich Nr. 9	10-20-30 10-20 10-30 10 10-20 10 10 10
• verfrühtes Einsetzen, lange Dauer	Blütenessenzen: Olive, Star of Bethlehem, Rock Water	Calcium fluoratum Nr. 1 Calcium phosphoricum Nr. 2 Kalium arsenicosum Nr. 13 Aurum chloratum natronatum Nr. 25	20-30 20-30 10 10
• Zwischenblutungen	Blütenessenzen: Star of Bethlehem, Scleranthus, Rock Water, Mustard	Calcium fluoratum Nr. 1 Magnesium phosphoricum Nr. 7 Silicea Nr. 11	10-20 „heiße 7" 10
• kolikartige Krämpfe	Adler Ortho Aktiv Nr. 7 Blütenessenzen: Star of Bethlehem, Impatiens, Rock Water, Olive	Calcium phosphoricum Nr. 2 Magnesium phosphoricum Nr. 7	10-20 „heiße 7"
• zur Stärkung	Adler Ortho Aktiv Nr. 5	Calcium phosphoricum Nr. 2 Ferrum phosphoricum Nr. 3 Kalium phosphoricum Nr. 5 Natrium chloratum Nr. 8	10-20 10-20 10 10
Migräne	siehe auch: Kopfschmerzen		
• beginnend	„heiße 7" sehr oft anwenden Blütenessenzen: Agrimony, Elm, Rock Water, Oak, Vervain	Magnesium phosphoricum Nr. 7	„heiße 7"

• chronisch – bei stärkerer Migräne und zur Vorsorge		Calcium fluoratum Nr. 1 Magnesium phosphoricum Nr. 7 (jede viertel bis halbe Stunde) Natrium sulfuricum Nr. 10 Kalium bromatum Nr. 14	20-30 „heiße 7" 10 7

Traditionellerweise werden die Schmerzen der Migräne mit sich entkrampfenden Gefäße im Gehirn erklärt, die sich nach einer großen Spannung bzw. Anspannung wieder lösen. Dabei wird aber auch schadstoffbelastetes, venöses Blut aus diesen feinen Gefäßen frei, das in den nachfolgenden Gefäßen einen Schadstoffstau bringt. Hier ist nach neuesten Forschungen, die Ursache für den dumpfen Kopfschmerz der Migräne zu suchen. Deshalb sollte das Magnesium phosphoricum Nr. 7 mit Natrium sulfuricum Nr. 10, das die abfließenden Schlacken abzubauen hilft, und Calcium fluoratum Nr. 1, das die Entkrampfung und Entspannung der feinen Gefäße unterstützt, kombiniert werden.

Milchallergie, hat mit Ablehnung von Eiweiß zu tun!	Milchunverträglichkeit, Ablehnung von Milch Blütenessenzen: Beech, Holly, Crab Apple	Calcium phosphoricum Nr. 2	10-20
Milchbildung: Stillen	siehe: Stillen		
Milchschorf	Die Mischung sollte auch als Cremegel angewendet werden, Waschungen	Calcium phosphoricum Nr. 2 Kalium chloratum Nr. 4 Natrium chloratum Nr. 8 Natrium phosphoricum Nr. 9	10-15 10-20 10 7
Milien	siehe: Hautgrieß		
Mitesser, Pickel	siehe Akne		
Mittelohrentzündung			
• beginnend	Ohrenschmerzen Blütenessenzen: Notfalltropfen	Ferrum phosphoricum Nr. 3	10-20-30
• akut	Blütenessenzen: Centaury, Clematis, Crab Apple, Mimulus, Star of Bethlehem, Cerato	Ferrum phosphoricum Nr. 3 Natrium phosphoricum Nr. 9 Natrium sulfuricum Nr. 10	20-30 10 10-20
• rezidivierend	Für Kinder ab 6 Jahren: Adler Ortho Aktiv Nr. 3 Blütenessenzen: Centaury, Clematis, Crab Apple, Mimulus, Star of Bethlehem, Mustard	Ferrum phosphoricum Nr. 3 Natrium phosphoricum Nr. 9 Natrium sulfuricum Nr. 10 Silicea Nr. 11 Calcium sulfuricum Nr. 12	10-20 10-15 10 7 10
Mückenstiche	siehe: Insektenstiche		10
Müdigkeit			
• beim Autofahren	siehe: Autofahrermischung		
• durch Erschöpfung	BaseCare Bad Adler Ortho Aktiv Nr. 5 Blütenessenzen: Hornbeam, Impatiens, Olive, Elm	Ferrum phosphoricum Nr. 3 Kalium phosphoricum Nr. 5 Natrium chloratum Nr. 8 Calcium carbonicum Nr. 22	10-20 20-30 10 7
• durch Sauerstoffmangel	Tritt vorwiegend am späten Nachmittag auf. Blütenessenzen: Hornbeam	Ferrum phosphoricum Nr. 3 Kalium sulfuricum Nr. 6 Natrium sulfuricum Nr. 10	10-20 20-30 10-20

A B C D E F G H I J K L M N O P Q R S T U V W X Y Z

• durch Übersäuerung	auf säurearme Ernährung achten, Mattigkeit Adler Ortho Aktiv Nr. 9 Blütenessenzen: Crab Apple, Elm, Oak	Natrium phosphoricum Nr. 9 Arsenum iodatum Nr. 24	20-30 10
Morgenmuffel	Schlafplatz beachten Blütenessenzen: Hornbeam	Magnesium phosphoricum Nr. 7 Natrium chloratum Nr. 8	„heiße 7" 10-20
Mumps	Die Mischung auch als Brei oder Cremegelmischung anwenden	Ferrum phosphoricum Nr. 3 Kalium chloratum Nr. 4 Natrium chloratum Nr. 8 Silicea Nr. 11 Calcium sulfuricum Nr. 12	10-20-30 10-15 10 7 10
Mund			
• Geschmack	siehe: Geschmack		
• trocken		Natrium chloratum Nr. 8	10-30
• Bläschen	siehe: Aphthen		
• Mundfäule	Die Mineralstoffmischung auflösen und als Tropfen einnehmen, oder in den Mund sprühen	Ferrum phosphoricum Nr. 3 Kalium phosphoricum Nr. 5 Natrium chloratum Nr. 8 Calcium sulfuricum Nr. 12	20 30-40 20-30 10-20
• Geruch: übelriechend	verschwindet nicht durch Zähneputzen, BaseDent Adler Ortho Aktiv Nr. 5 Blütenessenzen: Olive, Elm, Hornbeam, Crab Apple	Kalium phosphoricum Nr. 5	10-20-30
• Schleimhaut: Entzündung	siehe: Aphthen		
• Mundwinkel: wund	Lippenbalsam	Calcium fluoratum Nr. 1 Ferrum phosphoricum Nr. 3	7-10 10-20
• Mundwinkel: zuckende	siehe: Zucken der …		
Muskel			
• Muskelkater: kurzfristig eine relativ hohe Dosis einnehmen	Wenn bereits vorhanden: After Sport Lotion Regidol Adler Ortho Aktiv Nr. 7 + ev. Adler Ortho Aktiv Nr. 9	Kalium sulfuricum Nr. 6 Natrium phosphoricum Nr. 9 Natrium sulfuricum Nr. 10 Calcium sulfuricum Nr. 12	20-30 10-20 20-30 10-20
• Muskelkater: Vorbeugung – vor und während der körperlichen Anstrengung	Pre Sport Gel Regidol Adler Ortho Aktiv Nr. 7	Ferrum phosphoricum Nr. 3 Kalium phosphoricum Nr. 5	20-30 10-20

• Muskelkrämpfe	Schlafplatz beachten, baden in der Mineralstoff- mischung, Cremegel Nr. 2	Calcium phosphoricum Nr. 2 Natrium phosphoricum Nr. 9	20-30 20-30
• Muskelverhärtung	baden in der Mineralstoff- mischung, Gelenkecreme Regidol	Calcium fluoratum Nr. 1 Calcium phosphoricum Nr. 2 Ferrum phosphoricum Nr. 3 Natrium chloratum Nr. 8 Silicea Nr. 11 Cuprum arsenicosum Nr. 19	10-20 10-20 10 10 7 10
• Muskelrheuma	siehe: Gicht		
• Muskelschwäche	baden in der Mineralstoff- mischung, die Mineralstoffe auch als Cremegelmischung anwenden Blütenessenzen: Olive, Elm, Wild Rose	Ferrum phosphoricum Nr. 3 Kalium phosphoricum Nr. 5 Kalium sulfuricum Nr. 6 Magnesium phosphoricum Nr. 7 Natrium chloratum Nr. 8 Natrium sulfuricum Nr. 10	10-20 20 10 20 10-20 10-20
• Muskelschwund: Vor allem bei älte- ren Menschen, die wenig Bewegung machen	zur Unterstützung und Vorbeugung Cremegelmischung aus den angegebenen Mineralstoffen Blütenessenzen: Olive, Wild Rose, Gorse, Hornbeam, Elm,	Calcium fluoratum Nr. 1 Calcium phosphoricum Nr. 2 Ferrum phosphoricum Nr. 3 Kalium phosphoricum Nr. 5 Natrium chloratum Nr. 8 Natrium phosphoricum Nr. 9 Silicea Nr. 11	7-10 10-20 20-30 20-30 10-20 10 7
• Muskelzucken: vor dem Einschlafen, im Halbschlaf		Silicea Nr. 11 bei längerer Anwendung zusätzlich Nr. 9	10-30 10
mutlos	Blütenessenzen: Larch		
• ausgepowert	Adler Ortho Aktiv Nr. 5 Blütenessenzen: Olive, Larch	Kalium phosphoricum Nr. 5	20
• resignierend	Adler Ortho Aktiv Nr. 5 Blütenessenzen: Larch, Elm, Gorse, Mustard	Kalium phosphoricum Nr. 5 Natrium chloratum Nr. 8	20 20
Muttermal	Breiauflage Nr. 6 Cremegel Nr. 6 Körperlotion Tendiva, Körpercreme Regeneration	Kalium phosphoricum Nr. 5 Kalium sulfuricum Nr. 6 Natrium chloratum Nr. 8 Natrium sulfuricum Nr. 10	10-20 20-30 10-15 20-30
Myogelosen Muskelverhärtung	baden in der Mineralstoff- mischung Cremegelmischung aus den angegebenen Mineralstoffen	Calcium fluoratum Nr. 1 Calcium phosphoricum Nr. 2 Ferrum phosphoricum Nr. 3 Kalium chloratum Nr. 4 Kalium phosphoricum Nr. 5 Natrium chloratum Nr. 8 Natrium phosphoricum Nr. 9 Calcium sulfuricum Nr. 12 Cuprum arsenicosum Nr. 19	7-10 10-20 10 10 10-20 10 10-20 10 10

Myom	Arzt! Schlafplatz beachten Sitzbäder mit den angegebenen Mineralstoffen Blütenessenzen: Chicory, Star of Bethlehem	Calcium fluoratum Nr. 1 Kalium chloratum Nr. 4 Natrium sulfuricum Nr. 10 Calcium sulfuricum Nr. 12 Kalium arsenicosum Nr. 13 Aurum chloratum natronatum Nr. 25	7-10 10 20-30 10-20 10 10
N			
Nabelbruch	siehe: Leistenbruch		
Nachtblindheit	Blütenessenzen: Rock Water, Elm, Clematis	Kalium phosphoricum Nr. 5 Natrium chloratum Nr. 8 Natrium sulfuricum Nr. 10 Silicea Nr. 11 Zincum chloratum Nr. 21 bei längerer Anwendung zusätzlich Nr. 9	10 10 20 10-20 10-20 10
nachtragend	Blütenessenzen: Willow, Chicory	Ferrum phosphoricum Nr. 3	10
Nachtschweiß	Schlafplatz beachten! Blütenessenzen: Cherry Plum, Agrimony, Red Chestnut	Calcium phosphoricum Nr. 2 Natrium chloratum Nr. 8 Natrium phosphoricum Nr. 9 Kalium iodatum Nr. 15 Arsenum iodatum Nr. 24	10 10-20 10-20 7 10
Nackenschmerzen			
• beginnend	Cremegel Nr. 2	Calcium phosphoricum Nr. 2 Magnesium phosphoricum Nr. 7	20 20 oder „heiße 7“
• Schmerzen ziehen in den Hinterkopf	Schlafplatz beachten Gelenkecreme Regidol Blütenessenzen: Rock Water, Aspen	Calcium phosphoricum Nr. 2 Ferrum phosphoricum Nr. 3 Kalium phosphoricum Nr. 5 Magnesium phosphoricum Nr. 7 Natrium chloratum Nr. 8	20-30 20 10-20 „heiße 7“ 10
• verbunden mit Steifheit	Schlafplatz beachten, baden in der Mineralstoffmischung Cremegelmischung aus den angegebenen Mineralstoffen Gelenkecreme Regidol Blütenessenzen: Rock Water, Aspen, Elm, Water Violet	Calcium phosphoricum Nr. 2 Ferrum phosphoricum Nr. 3 Magnesium phosphoricum Nr. 7 Natrium chloratum Nr. 8 Natrium phosphoricum Nr. 9 Calcium sulfuricum Nr. 12	20 10-20 „heiße 7“ 10-20 20 10
Nägel			
• brüchig, lösen sich in Schichten auf	Lippenbalsam zur Pflege des Nagelbettes anwenden Adler Ortho Aktiv Nr. 1 + Adler Ortho Aktiv Nr. 11 Blütenessenzen: Olive, Centaury, Clematis	Natrium phosphoricum Nr. 9 Silicea Nr. 11	10-20 20

• gerillt	Lippenbalsam zur Pflege des Nagelbettes anwenden Adler Ortho Aktiv Nr.1	Silicea Nr. 11 Zincum chloratum Nr. 21 bei längerer Anwendung zusätzlich Nr.9	10 10-20 10
• Nägelkauen	Blütenessenzen: Agrimony, Larch, Elm, Impatiens	Magnesium phosphoricum Nr. 7	20 oder „heiße 7“
• eingewachsen	Handbäder in der Mineralstoffmischung oder im BaseCare, Hand&Nail, Askinel Blütenessenzen: Crab Apple, Impatiens, Holly	Calcium fluoratum Nr. 1 Silicea Nr. 11 Calcium sulfuricum Nr. 12 bei längerer Anwendung zusätzlich Nr. 9	7-10 10 20 10-20
• bei Entzündungen zusätzlich	Handbäder in der Mineralstoffmischung oder im BaseCare Blütenessenzen: Olive, Centaury, Clematis	Ferrum phosphoricum Nr. 3	10-20
• weiße Flecken	Adler Ortho Aktiv Nr.1	Calcium phosphoricum Nr. 2 Zincum chloratum Nr. 21	10-20 10-20
• Nagelpilz	Handbäder in der Mineralstoffmischung oder im BaseCare, Adler Ortho Aktiv Nr. 9 Blütenessenzen: Olive, Centaury, Crab Apple, Clematis, Gorse, Olive, Centaury	Ferrum phosphoricum Nr. 3 Kalium phosphoricum Nr. 5 Natrium chloratum Nr. 8 Natrium sulfuricum Nr. 10	10-20 20-30 20 10-20
Narben	übermäßige Narbenbildung, Verhärtung Askinel, Adler Ortho Aktiv Nr.1 Blütenessenzen: Star of Bethlehem	Calcium fluoratum Nr. 1 Kalium phosphoricum Nr. 5 Natrium chloratum Nr. 8 Natrium phosphoricum Nr. 9 Silicea Nr. 11	7-10 10 10-20 10 7
Narkose	**zur Vorbereitung:** siehe Operation zur langfristigen Vorbereitung; **zur Ausleitung:** siehe Ausleitung		
Nasenbluten			
• akut	Mit Cremegel Nr.2 die Nase gut eincremen Blütenessenzen: Centaury	Calcium phosphoricum Nr. 2 Kalium chloratum Nr. 4 Natrium chloratum Nr. 8	20-30 10-20 10
• zur Vorbeugung	längere Zeit einnehmen	Calcium phosphoricum Nr. 2 Ferrum phosphoricum Nr. 3 Kalium chloratum Nr. 4 Natrium chloratum Nr. 8	10 10 10 10
Nasenpolypen	Evtl. die angegebenen Mineralstoffe als Nasentropfen anwenden Blütenessenzen: Chicory	Calcium phosphoricum Nr. 2 Ferrum phosphoricum Nr. 3 Kalium chloratum Nr. 4	20-30 10-15 10-20
Nebenhöhlen			
• eitrig	Die Mischung sollte auch als Cremegel im Bereich der Stirnhöhlen angewendet werden. Blütenessenzen: Olive, Crab Apple, Gorse, Centaury	Ferrum phosphoricum Nr. 3 Natrium chloratum Nr. 8 Natrium phosphoricum Nr. 9 Natrium sulfuricum Nr. 10 Calcium sulfuricum Nr. 12	20 20 20 20 20-30

• Entzündung	Die Mischung sollte auch als Cremegel im Bereich der Stirnhöhlen angewendet werden. Blütenessenzen: Olive, Centaury, Gorse, Crab Apple, Hornbeam	Ferrum phosphoricum Nr. 3 Natrium chloratum Nr. 8	20-30 20
• Schmerzen	Die Mischung sollte auch als Cremegel im Bereich der Stirnhöhlen angewendet werden. Blütenessenzen: Olive, Hornbeam, Gorse, Centaury	Ferrum phosphoricum Nr. 3 Natrium chloratum Nr. 8	20-30 20
• Katarrh	Die Mischung sollte auch als Cremegel im Bereich der Stirnhöhlen angewendet werden. Blütenessenzen: Olive, Gorse, Rock Water, Centaury	Ferrum phosphoricum Nr. 3 Kalium chloratum Nr. 4 Kalium sulfuricum Nr. 6 Natrium chloratum Nr. 8 Calcium sulfuricum Nr. 12 Kalium bichromicum Nr. 27	10-20 10-20 10 20 10-20 10
Nerven			
• angegriffen	Adler Ortho Aktiv Nr. 5 Blütenessenzen: Larch, Elm, Mimulus, Agrimony, Red Chestnut, Cerato	Kalium phosphoricum Nr. 5	20-30
• gereizt	Blütenessenzen: Holly, Cerato, Impatiens, Agrimony	Natrium phosphoricum Nr. 9 Silicea Nr. 11	20 10-20
• gespannt	Adler Ortho Aktiv Nr. 7	Magnesium phosphoricum Nr. 7	„heiße 7"
• Schmerzen	„heiße 7" oft anwenden Blütenessenzen: White Chestnut, Gentian, Holly, Elm, Cherry Plum	Ferrum phosphoricum Nr. 3 Kalium phosphoricum Nr. 5 Magnesium phosphoricum Nr. 7 Silicea Nr. 11 bei längerer Anwendung zusätzlich Nr. 9	10 10 „heiße 7" 10 10
• Schwäche	Adler Ortho Aktiv Nr. 5 Blütenessenzen: Olive, Larch, Cerato, Agrimony, Star of Bethlehem	Kalium phosphoricum Nr. 5 Natrium chloratum Nr. 8 Manganum sulfuricum Nr. 17	10-20 10 10
Nervosität			
• akut	oft einnehmen Blütenessenzen: Notfalltropfen	Magnesium phosphoricum Nr. 7	„heiße 7"
• extrem - chronisch	Adler Ortho Aktiv Nr. 5 + Adler Ortho Aktiv Nr. 7 Blütenessenzen: Notfalltropfen	Ferrum phosphoricum Nr. 3 Kalium phosphoricum Nr. 5 Magnesium phosphoricum Nr. 7 Natrium chloratum Nr. 8 Natrium phosphoricum Nr. 9 Silicea Nr. 11 Kalium bromatum Nr. 14 Kalium iodatum Nr. 15	10-20 10-20 „heiße 7" 10 10 10 10 7

Nesselfieber, Nesselausschlag	Mineralstoffbadesalz zur Ableitung des Juckreizes, abwechselnd mit BaseCare Bädern	Ferrum phosphoricum Nr. 3 Kalium chloratum Nr. 4 Magnesium phosphoricum Nr. 7 Natrium chloratum Nr. 8 Natrium sulfuricum Nr. 10	10-20 10 „heiße 7" 10-20 20
nett	harmoniebedürftig Blütenessenzen: Centaury, Pine	Natrium phosphoricum Nr. 9 Silicea Nr. 11	10 10
Neurodermitis	auf säure- und eiweißarme Ernährung achten, Schlafplatz beachten,BaseCare Bad, mit Cremegel E beginnen – dann Cremegel/Salbe E/N Blütenessenzen: Beech, Holly, Crab Apple, Impatiens, Larch	Kalium chloratum Nr. 4 Kalium sulfuricum Nr. 6 Natrium chloratum Nr. 8 Natrium phosphoricum Nr. 9 Natrium sulfuricum Nr. 10 Calcium sulfuricum Nr. 12 Arsenum iodatum Nr. 24	10 10 10 10-20 20-30 20 10
Niedergedrücktheit, Weinerlichkeit	nicht aus Erschöpfung Blütenessenzen: Mustard, Olive, Larch	Kalium arsenicosum Nr. 13 Kalium bromatum Nr. 14 Kalium iodatum Nr. 15	7 7 7-10
Niedergeschlagenheit	bei Abenddämmerung Adler Ortho Aktiv Nr. 5 + Adler Ortho Aktiv Nr. 6 Blütenessenzen: Mustard, Larch	Kalium phosphoricum Nr. 5 Kalium sulfuricum Nr. 6 Kalium iodatum Nr. 15 bei längerer Anwendung zusätzlich Nr. 10	20 10 10 10
Nierengrieß Arzt!	Förderung der Ausscheidung: BaseCare Bad (38°C) Blütenessenzen:Mimulus, Mustard, Crab Apple	Magnesium phosphoricum Nr. 7 Natrium phosphoricum Nr. 9 Silicea Nr. 11 Lithium chloratum Nr. 16	„heiße 7" 20 10-20 10
Nierenschmerzen	Arzt! Säuredruck? Nierenstau? Blütenessenzen: Mustard, Mimulus	Ferrum phosphoricum Nr. 3 Natrium chloratum Nr. 8 Natrium phosphoricum Nr. 9 Lithium chloratum Nr. 16	10-20 20-30 20-30 10
Nierensteine: Vorbeugung	BaseCare Bad Adler Ortho Aktiv Nr.9 Blütenessenzen: Mustard, Mimulus	Natrium phosphoricum Nr. 9 Lithium chloratum Nr. 16 Natrium bicarbonicum Nr. 23	10-20 7-10 10
O			
Oberflächlichkeit	Angst davor	Calcium phosphoricum Nr. 2	10
Ödem	bei Wasseransammlungen Blütenessenzen: Centaury, Mimulus, Mustard	Natrium chloratum Nr. 8	20-50
Ohrendruck	hoch – unangenehm Blütenessenzen: Cherry Plum, Clematis	Natrium sulfuricum Nr. 10	10-20-30
Ohrenfluss			
• bräunlichgelb	Mit Cremegel E den äußeren Gehörgang eincremen	Kalium sulfuricum Nr. 6	10-20

• eitrig	begleitend zur ärztlichen Behandlung Blütenessenzen: Clematis, Mimulus, Crab Apple	Natrium phosphoricum Nr. 9 Silicea Nr. 11 Calcium sulfuricum Nr. 12	10-20 10 20-30
• grünlichgelb	Blütenessenzen: Clematis, Mimulus, Crab Apple	Natrium sulfuricum Nr. 10	10-20
• weißlich	Blütenessenzen: Clematis, Mimulus, Crab Apple	Kalium chloratum Nr. 4	10
Ohrensausen	siehe: Ohrgeräusche Blütenessenzen: Impatiens, Oak, Elm, Clematis, Mimulus		
Ohrenschmerzen	Blütenessenzen: Impatiens, Mimulus	Ferrum phosphoricum Nr. 3	10-30
Ohrenschmerzen mit Druck im Ohr	Blütenessenzen: Cherry Plum, Clematis, Mimulus	Ferrum phosphoricum Nr. 3 Natrium sulfuricum Nr. 10	10-20 10-20

Ohrgeräusche sind ein peinigendes Leiden, das die betroffenen Menschen viele Jahre lang quält. Mit den Mineralstoffen ist es schwer, eine Verbesserung herbeizuführen. Zur Verbesserung des Allgemeinbefindens und eines stärkeren Immunfeldes können die Mineralstoffe auf jeden Fall empfohlen werden. Unter Umständen ist in diesem Fall schon eine Linderung oder wenigstens ein Stillstand des Leidens möglich. So ist es doch immer wieder wert, zu versuchen, eventuell über die Mineralstoffe nach Dr. Schüßler Hilfe zu erlangen.

Ohrgeräusche			
• allgemein	Blütenessenzen: Impatiens, Oak, Clematis, Elm, Mimulus	Calcium fluoratum Nr. 1 Calcium phosphoricum Nr. 2 Ferrum phosphoricum Nr. 3 Kalium chloratum Nr. 4 Natrium sulfuricum Nr. 10	7-10 10-20 10-20 20 10
• brummend	oder kurzfristig pfeifend Adler Ortho Aktiv Nr. 5 Blütenessenzen: Clematis, Oak	Ferrum phosphoricum Nr. 3	20-30
• gleichbleibend	sklerotisch Adler Ortho Aktiv Nr. 9	Calcium fluoratum Nr. 1 Natrium phosphoricum Nr. 9 Silicea Nr. 11	7-10 10-20 10
• pfeifend	Adler Ortho Aktiv Nr. 9 Blütenessenzen: Clematis, Impatiens, Oak	Calcium fluoratum Nr. 1 Calcium phosphoricum Nr. 2 Natrium phosphoricum Nr. 9 Silicea Nr. 11	7-10 10-20 20-30 10
• wechselnd	Nackenmassage mit Cremegel Nr. 2 hängt oft mit Stress oder Witterungswechsel zusammen Blütenessenzen: Oak, Clematis, Scleranthus	Calcium phosphoricum Nr. 2	20-30
• mit beginnender Schwerhörigkeit	Blütenessenzen: Clematis, Olive, Oak, Agrimony, Mimulus	Calcium fluoratum Nr. 1 Ferrum phosphoricum Nr. 3 Kalium chloratum Nr. 4 Natrium phosphoricum Nr. 9 Natrium sulfuricum Nr. 10 Silicea Nr. 11	7-10 10 20-30 10-20 10-20 10

Operation: zur langfristigen Vorbereitung	Energiefled beachten Adler Ortho Aktiv Nr. 3 + Adler Ortho Aktiv Nr. 5 Blütenessenzen: Olive, Mimulus, Gentian, Hornbeam, Larch, Gorse	Calcium phosphoricum Nr. 2 Ferrum phosphoricum Nr. 3 Kalium phosphoricum Nr. 5 Natrium chloratum Nr. 8 Silicea Nr. 11 Calcium carbonicum Nr. 22 bei längerer Anwendung zusätzlich Nr. 9	10-20 20-30 10-20 10 10 7 10
Operation: Nachbehandlung	siehe: Regeneration		
Orangenhaut, Cellulite (Zellulitis)	BaseCare Bad, evtl. Breiumschläge mit Zell Basic, Körpercreme Evocell, beginnen mit Adler Ortho Aktiv Nr. 12 später Adler Ortho Aktiv Nr. 9 dazu Blütenessenzen: Hornbeam, Star of Bethlehem	Calcium fluoratum Nr. 1 Calcium phosphoricum Nr. 2 Kalium chloratum Nr. 4 Natrium phosphoricum Nr. 9 Silicea Nr. 11 Calcium sulfuricum Nr. 12 Natrium bicarbonicum Nr. 23	7-10 10 10 20-30 10 20-30 10
Organverlagerung, Organsenkungen	Adler Ortho Aktiv Nr. 1	Calcium fluoratum Nr. 1 Natrium phosphoricum Nr. 9 Silicea Nr. 11	10-20 10-20 10
Osteoporose	Gelenkecreme Regidol Adler Ortho Aktiv Nr. 2 Blütenessenzen: Larch, Olive, Centaury, Mustard, Mimulus	Calcium fluoratum Nr. 1 Calcium phosphoricum Nr. 2 Ferrum phosphoricum Nr. 3 Kalium phosphoricum Nr. 5 Magnesium phosphoricum Nr. 7 Natrium chloratum Nr. 8 Natrium phosphoricum Nr. 9 Silicea Nr. 11 + eventuell als Erweiterung Kalium iodatum Nr. 15 Manganum sulfuricum Nr. 17 Cuprum arsenicosum Nr. 19 Zincum chloratum Nr. 21 Calcium carbonicum Nr. 22	7-10 20 10 10 10-20 10 10-20 7 7 10 10 10 10
P			
Parodontose	siehe: Zahnfleischschwund		
Phimose, Penis: Vorhautverengung	Askinel Baden in Nr. 1 Blütenessenzen: Rock Water	Calcium fluoratum Nr. 1 Kalium phosphoricum Nr. 5 Natrium chloratum Nr. 8	7-10 10 10-20
Pickel	siehe: Akne		
Pigmentflecken, Pigmentstörungen	baden in der Mineralstoffmischung, Cremegel Nr. 6 gezielt eincremen Körpercreme Regeneration, Tendiva Körperlotion	Kalium chloratum Nr. 4 Kalium sulfuricum Nr. 6 Natrium sulfuricum Nr. 10 Manganum sulfuricum Nr. 17 Cuprum arsenicosum Nr. 19	10-20 20 20-30 10 10

P

Pilzerkrankung			
• Darmpilz, Diätvorschriften beachten! Der Milchzucker der Tabletten stellt keine Belastung dar, kann aber auch weitgehend vermieden werden, wenn die Tabletten aufgelöst werden.	Säurebelastung im Darm! auf säurearme Ernährung achten zur Umstimmung: Adler Ortho Aktiv Nr. 9 Blütenessenzen: Olive, Gorse, Crab Apple, Centaury, Clematis	Ferrum phosphoricum Nr. 3 Kalium phosphoricum Nr. 5 Kalium sulfuricum Nr. 6 Natrium chloratum Nr. 8 Natrium phosphoricum Nr. 9 Natrium sulfuricum Nr. 10	10 10-20 20-30 10 20-30 20
• Fußpilz	Die Mischung sollte als Fußbad, auch als Cremegelmischung angewendet werden. BaseCare Fußbäder Blütenessenzen: Olive, Clematis, Crab Apple, Centaury, Gorse	Ferrum phosphoricum Nr. 3 Kalium phosphoricum Nr. 5 Natrium chloratum Nr. 8 Natrium phosphoricum Nr. 9	10 20-30 10 20-30
• Mundschleimhaut	siehe: Soor		
• Nagelpilz	siehe: Nagelpilz		
• Scheide	siehe: Scheidenpilz		
Plattfuß	Gelenkecreme Regidol Adler Ortho Aktiv Nr. 1	Calcium fluoratum Nr. 1 Kalium phosphoricum Nr. 5 Natrium chloratum Nr. 8 Natrium phosphoricum Nr. 9 Silicea Nr. 11	10-20 10-20 10 10-20 10
Platzangst: Agoraphobie	die Angst vor dem großen freien Platz, Adler Ortho Aktiv Nr.5 Blütenessenzen: Mimulus	Kalium phosphoricum Nr. 5	20-30
PMS – praemenstruelles Syndrom	Adler Ortho Aktiv Nr. 7 Blütenessenzen: Larch, Mustard, Olive, Hornbeam, Walnut, Cherry Plum	Calcium phosphoricum Nr. 2 Ferrum phosphoricum Nr. 3 Kalium chloratum Nr. 4 Magnesium phosphoricum Nr. 7 Kalium arsenicosum Nr. 13 Kalium bromatum Nr. 14 Kalium iodatum Nr. 15 Aurum chloratum natronatum Nr. 25	10 10 10 „heiße 7“ 10 10 7-10 10
Polypen Darmpolypen	auch: Nasenpolypen	Calcium phosphoricum Nr. 2 Natrium phosphoricum Nr. 9 Natrium sulfuricum Nr. 10 Silicea Nr. 11 Calcium sulfuricum Nr. 12	10-20 10 15-30 10 10-20
Power Mischung			
• bei Erschöpfung	Adler Ortho Aktiv Nr. 5 Blütenessenzen: Olive, Larch, Wild Rose, Impatiens	Ferrum phosphoricum Nr. 3 Kalium phosphoricum Nr. 5 Natrium chloratum Nr. 8 Manganum sulfuricum Nr. 17	20 20-30 20 10

• bei sportlicher Betätigung	Adler Ortho Aktiv Nr. 3+ Adler Ortho Aktiv Nr. 5	Ferrum phosphoricum Nr. 3 Kalium phosphoricum Nr. 5 Magnesium phosphoricum Nr. 7 Natrium chloratum Nr. 8 Manganum sulfuricum Nr. 17 Cuprum arsenicosum Nr. 19	10-20 20-30 20-30 20 10 10
Prellung	siehe: Verstauchung, siehe: Verletzung		
Prostata Arzt!	Vergrößerung Kürbiskerne essen, Kürbiskernöl Adler Ortho Aktiv Nr. 1 Blütenessenzen: Larch, Hornbeam, Centaury, Pine	Calcium fluoratum Nr. 1 Kalium phosphoricum Nr. 5 Magnesium phosphoricum Nr. 7 Natrium chloratum Nr. 8 Natrium sulfuricum Nr. 10 Zincum chloratum Nr. 21 Selenium Nr. 26	7-10 20 10-20 10 10 10 10
Prüfungen	siehe: Lernschwierigkeiten		
Prüfungsangst	siehe: Lampenfieber		
Pseudokrupp Arzt! Entzündung des Kehlkopfdeckels	Erste Hilfe: Fenster öffnen, feuchte Tücher auflegen und aufhängen Blütenessenzen: Rock Water, Mimulus, Olive, Rock Rose, Star of Bethlehem akut: Notfalltropfen	Calcium phosphoricum Nr. 2 Ferrum phosphoricum Nr. 3 Magnesium phosphoricum Nr. 7 Natrium chloratum Nr. 8	10-20 10 20 20
Psoriasis, Schuppenflechte	BaseCare Bäder, Cremegelmischung mit den angegebenen Mineralstoffen Blütenessenzen: Larch, Willow, Crab Apple, Mimulus, Elm, Water Violet	Kalium sulfuricum Nr. 6 Magnesium phosphoricum Nr. 7 Natrium phosphoricum Nr. 9 Natrium sulfuricum Nr. 10 Silicea Nr. 11	10-30 10 10-20 20-30 10
Pulsschlag	siehe auch: Herzschlag		
• beschleunigt	zu schnell Blütenessenzen: Impatiens, Mimulus, Rock Water	Calcium phosphoricum Nr. 2	10-20
• schwach		Kalium phosphoricum Nr. 5	20-30
Q			
Quetschungen	siehe: Verletzungen		
R			
Rachitis	siehe: Englische Krankheit		
rastlos	Blütenessenzen: Impatiens		
• hohe Anforderungen	Blütenessenzen: Olive, Elm, Hornbeam, White Chestnut	Kalium phosphoricum Nr. 5	10

• nervlich – ruhelos	Blütenessenzen: White Chestnut, Larch	Kalium bromatum Nr. 14	10
• ratlos	kann sich nicht entscheiden - kraftlos Blütenessenzen: Olive, Hornbeam, White Chestnut, Elm, Wild Oat	Kalium phosphoricum Nr. 5	
• umtriebig	aus innerem Druck (Angst)	Calcium phosphoricum Nr. 2	10
Rauchen	zur Unterstützung bei Entwöhnung, Ausleitung mit Adler Ortho Aktiv Nr. 10 Blütenessenzen: Centaury, Walnut, Chestnut Bud, Crab Apple, Agrimony	Magnesium phosphoricum Nr. 7 Natrium chloratum Nr. 8	„heiße 7" 10
Raucherhusten	Salbe H Blütenessenzen: Crab Apple	Kalium chloratum Nr. 4 Kalium sulfuricum Nr. 6 Natrium chloratum Nr. 8 Natrium sulfuricum Nr. 10 Calcium sulfuricum Nr. 12	10-20 10 20 10 10
Rauschen im Ohr	siehe: Ohrgeräusche		
Räuspern: krampfhaft, ständig	Cremegel Nr.15 im Bereich der Schilddrüse auftragen (eventuell Blüten dazumischen Blütenessenzen: Cherry Plum, Impatiens	Kalium iodatum Nr. 15	7-10-20
Reflux			
• Magen – wenn die Säure hochsteigt	auf säurearme Ernährung achten Blütenessenzen: Scleranthus, Beech	Calcium fluoratum Nr. 1 Calcium phosphoricum Nr. 2 Ferrum phosphoricum Nr. 3 Kalium phosphoricum Nr. 5 Natrium chloratum Nr. 8	10-20 10 10-20 10-20 10-20
• Blase - Harnblase	warme Sitzbäder mit Nr. 1 + Nr. 7	Calcium fluoratum Nr. 1 Ferrum phosphoricum Nr. 3 Kalium phosphoricum Nr. 5 Natrium chloratum Nr. 8 Natrium phosphoricum Nr. 9	10-20 10 10 20 20
Regelbeschwerden	siehe: Menstruationsbeschwerden		
Regeneration: nach leichter Krankheit	Adler Ortho Aktiv Nr. 3 + Adler Ortho Aktiv Nr. 5 Blütenessenzen: Olive, Hornbeam, Elm	Ferrum phosphoricum Nr. 3 Kalium chloratum Nr. 4 Kalium phosphoricum Nr. 5 Natrium chloratum Nr. 8	20 10 20-30 20

Regeneration: nach einer Operation oder schwerer Krankheit	Adler Ortho Aktiv Nr. 3 + Adler Ortho Aktiv Nr. 5 Blütenessenzen: Elm, Olive, Star of Bethlehem, Clematis, Gentian, Centaury, Walnut	Calcium phosphoricum Nr. 2 Ferrum phosphoricum Nr. 3 Kalium chloratum Nr. 4 Kalium phosphoricum Nr. 5 Natrium chloratum Nr. 8 Natrium sulfuricum Nr. 10 Calcium carbonicum Nr. 22	10-20 20-30 20 20-30 20 20 10
Reiseangst	Blütenessenzen: Mimulus, Larch	Magnesium phosphoricum Nr. 7	„heiße 7“
Reisekrankheit	siehe: Seekrankheit		
Reisethrombose: Vorbeugung, Nachbehandlung		Ferrum phosphoricum Nr. 3 Kalium chloratum Nr. 4 Kalium phosphoricum Nr. 5 Natrium chloratum Nr. 8 Manganum sulfuricum Nr. 17 Selenium Nr. 26	10-20 20 10-20 10-20 10 10
Reizhusten	trocken Salbe H	Natrium chloratum Nr. 8	10-20-30
Rekonvaleszenz	siehe: Regeneration siehe: Schwangerschaft		
Restless legs – unruhige Beine	Schlafplatz beachten, Baden in den angegebenen Mineralstoffen Blütenessenzen: Impatiens	Calcium phosphoricum Nr. 2 Magnesium phosphoricum Nr. 7 Natrium phosphoricum Nr. 9 Silicea Nr. 11 Kalium bromatum Nr. 14 Cuprum arsenicosum Nr. 19 Zincum chloratum Nr. 21	10-20 „heiße 7“ 10-20 10-20 10 10 7
Rheumatismus: Gelenk- und Muskelrheumatismus	siehe auch: Gicht Ernährung umstellen BaseCare Bäder Gelenkecreme Regidol Adler Ortho Aktiv Nr. 9 Blütenessenzen: Rock Water, Oak, Beech, Holly, Crab Apple	Ferrum phosphoricum Nr. 3 Kalium chloratum Nr. 4 Natrium chloratum Nr. 8 Natrium phosphoricum Nr. 9 Natrium sulfuricum Nr. 10 Silicea Nr. 11 Calcium sulfuricum Nr. 12 Lithium chloratum Nr. 16 Manganum sulfuricum Nr. 17	10-20 10 20 20-30 10-20 10 10-20 10 7
Rippenprellung	Gelenkecreme Regidol Blütenessenzen: Notfalltropfen	Ferrum phosphoricum Nr. 3 Kalium phosphoricum Nr. 5 Natrium chloratum Nr. 8 Silicea Nr. 11 bei längerer Anwendung zusätzlich Nr. 9	20-30 20 20 10 10
rissige Lippen	Lippenbalsam Adler Ortho Aktiv Nr. 1	Calcium fluoratum Nr. 1 Ferrum phosphoricum Nr. 3 Silicea Nr. 11	10-20 10-20 7

R

rissige Haut – auch an Fingern, Schrunden	siehe: Haut Askinel, Hand&Nail Lotion Adler Ortho Aktiv Nr.1 Blütenessenzen: Elm, Mustard, Mimulus, Rock Water	Calcium fluoratum Nr. 1 Ferrum phosphoricum Nr. 3 Silicea Nr. 11 bei längerer Anwendung zusätzlich Nr. 9	20-30 10-20 10 10
Rosacea, Kupferfinne	Brei aus der Minerslstoffmischung auflegen	Ferrum phosphoricum Nr. 3 Kalium chloratum Nr. 4 Natrium phosphoricum Nr. 9 Natrium sulfuricum Nr. 10	10-20 20 10-20 20-30
Röte			
• dynamische Röte	Verlegenheitsröte Adler Ortho Aktiv Nr. 7 Blütenessenzen: Larch, Mimulus	Magnesium phosphoricum Nr. 7	„heiße 7“
• bläulich-rot	Blütenessenzen: Larch, Rock Water	Natrium sulfuricum Nr. 10	10-20
• milchig rot	Blütenessenzen: Larch, Agrimony	Kalium chloratum Nr. 4	10-20
• warme Röte	meistens an Ohren, Wangen und Stirn Adler Ortho Aktiv Nr. 3 Blütenessenzen: Larch, Mimulus	Ferrum phosphoricum Nr. 3	10-20
Röteln	baden in der Mineralstoffmischung Die Mischung sollte auch als Cremegel angewendet werden.	Ferrum phosphoricum Nr. 3 Kalium chloratum Nr. 4 Natrium phosphoricum Nr. 9 Natrium sulfuricum Nr. 10 Calcium sulfuricum Nr. 12	10-20 10-20 10 10-20 10-20
Rückenschmerzen			
• akut	Blütenessenzen: Notfalltropfen	Calcium phosphoricum Nr. 2 Magnesium phosphoricum Nr. 7	20-30 „heiße 7“
• chronisch	siehe auch: Gelenke Schlafplatz beachten Arbeitsplatz beachten Gelenkecreme Regidol Adler Ortho Aktiv Nr. 9	Calcium fluoratum Nr. 1 Calcium phosphoricum Nr. 2 Ferrum phosphoricum Nr. 3 Natrium chloratum Nr. 8 Natrium phosphoricum Nr. 9 Silicea Nr. 11 Calcium carbonicum Nr. 22	7-10 10-20 20-30 10-20 10-20 10 7
• verspannt	Adler Ortho Aktiv Nr. 7	Calcium phosphoricum Nr. 2 Magnesium phosphoricum Nr. 7	10-20 „heiße 7“
Rücksicht			
• zu viel	Blütenessenzen: Centaury, Red Chestnut, ev. Pine	Calcium fluoratum Nr. 1 Kalium sulfuricum Nr. 6	7 10
• zu wenig	aus Angst Blütenessenzen: Larch, Beech	Calcium phosphoricum Nr. 2	10

S

Salzhunger	siehe: Bedürfnis nach		
sauer			
• versäuert	auf die Ernährung achten Adler Ortho Aktiv Nr. 9	Natrium phosphoricum Nr. 9	10-20
• haben gern sauer	siehe: Bedürfnis nach		
• „sauer"	in Sinne von "angefressen" auf jemanden/etwas Blütenessenzen: Beech, Holly	Natrium phosphoricum Nr. 9 Natrium sulfuricum Nr. 10	20-30 20
• Säureloch	Müdigkeitsloch Adler Ortho Aktiv Nr. 9 zur Unterstützung Blütenessenzen: Olive, Elm	Natrium phosphoricum Nr. 9	20-30
Säugling: Bauchkrämpfe – Blähungskolik	siehe: Blähung – Kolik Kinder		
Scham, sich schämen	siehe: Angst		
Schamröte	siehe Aufregung		
Scharlach	Arzt! zur ärztlichen Begleitung	Ferrum phosphoricum Nr. 3 Kalium chloratum Nr. 4 Kalium phosphoricum Nr. 5 Natrium chloratum Nr. 8 Natrium sulfuricum Nr. 10	10-20-30 10-20 10-20 10 10-20
Scheide: trocken, juckend	Zäpfchen mit den angegebenen Mineralstoffen, ebenso: Sitzbäder Askinel!	Natrium chloratum Nr. 8 Natrium sulfuricum Nr. 10 Zincum chloratum Nr. 21	20-30 20-30 10
Scheidenpilz Die Behandlung hat oft erst nach Monaten einen Erfolg, aber dafür einen dauerhaften.	Sitzbäder in der Mineralstoffmischung Blütenessenzen: Gorse, Olive, Pine, Centaury, Clematis, Crab Apple	Ferrum phosphoricum Nr. 3 Kalium phosphoricum Nr. 5 Kalium sulfuricum Nr. 6 Natrium chloratum Nr. 8 Natrium phosphoricum Nr. 9 Natrium sulfuricum Nr. 10	10-20 20-30 30 20 20-30 10-20
Schilddrüse	regelmäßige Kontrolle der Schilddrüse ist erforderlich		
• Regulation, Über- und Unterfunktion	Ärztliche Begleitung! Cremegelmischung: Nr. 14 + 15 am Hals im Bereich der Schilddrüse eincremen Blütenessenzen: Oak, Impatiens, Star of Bethlehem,	Kalium iodatum Nr. 15 eventuell zusätzlich Kalium bromatum Nr. 14	5-7-10 10-20
• Unterfunktion	Blütenessenzen: Gentian, Centaury, Star of Bethlehem	Kalium iodatum Nr. 15 Cuprum arsenicosum Nr. 19 Selenium Nr. 26	7-10-15 7-10 10

S

• Überfunktion	Cremegel Nr. 14 am Hals im Bereich der Schilddrüse eincremen	Kalium chloratum Nr. 4 Kalium bromatum Nr. 14 Kalium iodatum Nr. 15 Lithium chloratum Nr. 16	10 10-20 7-10 7
Schlaflosigkeit			
• andauernd, chronisch	Schlafplatz beachten Adler Ortho Aktiv Nr.7 Anmerkung: es muss nicht immer die „heiße 7" sein Blütenessenzen: Red Chestnut, Oak, Cherry Plum, White Chestnut	Calcium phosphoricum Nr. 2 Ferrum phosphoricum Nr. 3 Magnesium phosphoricum Nr. 7 Kalium bromatum Nr. 14 (Zincum chloratum Nr. 21)	10-20 10 20 10 7
• leichte	Tagesreste aufarbeiten Adler Ortho Aktiv Nr. 7	Magnesium phosphoricum Nr. 7	„heiße 7"
Schlafstörungen	Adler Ortho Aktiv Nr. 7 Blütenessenzen: Agrimony, Oak, Cherry Plum, Red Chestnut, Mustard	Calcium phosphoricum Nr. 2 Magnesium phosphoricum Nr. 7	10-20 20 oder „heiße 7"
schlechte Heilung	siehe Heilung		
Schleim			
• glasklar		Natrium chloratum Nr. 8	10-30
• grünlich	Blütenessenzen: Crab Apple	Natrium sulfuricum Nr. 10	10-30
• ocker, gelblich-bräunlich	Blütenessenzen: Crab Apple	Kalium sulfuricum Nr. 6	10-30
• weißlich	Blütenessenzen: Crab Apple	Kalium chloratum Nr. 4	10-30
Schleimbeutel-entzündung	Die Mischung sollte auch als Breiauflage, Kompresse oder Cremegel angewendet werden.	Ferrum phosphoricum Nr. 3 Kalium chloratum Nr. 4 Natrium chloratum Nr. 8 Silicea Nr. 11 bei längerer Anwendung zusätzlich Nr. 9	20-30 20 10-20 10 10
Schleimhautkatarrh	chronisch	Kalium chloratum Nr. 4 Kalium sulfuricum Nr. 6 Natrium chloratum Nr. 8 Kalium bichromicum Nr. 27	20 10 20-30 10
Schlottergelenke	siehe: Hypermobilität		
Schluckauf	öfter anwenden Blütenessenzen: Scleranthus	Magnesium phosphoricum Nr. 7	„heiße 7"
Schluckbeschwerden	Blütenessenzen: Star of Bethlehem	Magnesium phosphoricum Nr. 7	„heiße 7"
Schlundbrennen – heraufbrennen	Die Dosis sollte so lange gesteigert werden, bis eine Linderung eintritt.	Natrium chloratum Nr. 8	10-20-30

Bei **Schmerzen** muß unterschieden werden, ob sie akut sind oder chronisch. Bei Verletzungen und damit verbundenen akuten Schmerzen hilft Ferrum phosphoricum Nr. 3 überraschend schnell. Bei länger andauernden Schmerzen, die durch eine Entzündung verursacht sind, hilft auch Ferrum phosphoricum Nr. 3, aber es muß den Ursachen weiter nachgegangen werden. Bei Entzündungsschmerzen darf keine Wärme angewendet werden, sie würde die Schmerzen nur unnötigerweise verschlimmern. Alle anderen Schmerzen, die durch Degeneration, Beschädigungen oder Mangelerscheinungen verursacht sind, können mit Ferrum phosphoricum Nr. 3 nicht behandelt werden. Für diese Probleme muß der konkrete Mangel gefunden werden, auch entsprechende medizinische Maßnahmen sollten jedenfalls getroffen werden.

Schmerzen			
• allgemein	Blütenessenzen: Elm, Gentian, Mimulus, Agrimony, Star of Bethlehem	Ferrum phosphoricum Nr. 3	10-20-30
• blitzartig	oft anwenden Blütenessenzen: Elm, Gentian, Holly akut: Star of Bethlehem	Magnesium phosphoricum Nr. 7	„heiße 7“
• akut, klopfend, pochend, pulsierend	Brei, Cremegel Nr. 3 Blütenessenzen: Elm, Gentian, Agrimony, Star of Bethlehem	Ferrum phosphoricum Nr. 3	10-20-30
• reißend (rheumatisch)	BaseCare Bäder Adler Ortho Aktiv Nr.9 Blütenessenzen: Agrimony, Elm, Gentian, Holly, Gorse, Star of Bethlehem	Kalium sulfuricum Nr. 6 Natrium phosphoricum Nr. 9 Natrium sulfuricum Nr. 10	10 10-20-30 20
Schnittwunden			
• als erste Hilfe	als Brei auflegen, Blütenessenzen: Notfalltropfen	Ferrum phosphoricum Nr. 3	20-30
• zur Heilung	später Gel W	Ferrum phosphoricum Nr. 3 Kalium phosphoricum Nr. 5 Natrium chloratum Nr. 8	20 20 20
Schnupfen: allgemein	siehe auch: Absonderungen Cremegel Nr.8 auf die Nase auftragen, Blütenessenzen: Centaury, Olive, Crab Apple, Walnut, Clematis	Ferrum phosphoricum Nr. 3 Kalium chloratum Nr. 4 Natrium chloratum Nr. 8 Calcium sulfuricum Nr. 12	10-20 10 10-20-30 10
Schock: allgemein zur Lockerung	kurzfristig eine höhere Dosierung! Blütenessenzen: Notfalltropfen	Ferrum phosphoricum Nr. 3 Kalium phosphoricum Nr. 5 Calcium sulfuricum Nr. 12	10 20-30 30-50
Schock: alter	baden in der Mineralstoffmischung Blütenessenzen: Star of Bethlehem	Kalium phosphoricum Nr. 5 Natrium phosphoricum Nr. 9 Natrium sulfuricum Nr. 10 Calcium sulfuricum Nr. 12 Kalium arsenicosum Nr. 13	10-20 10-20 10-20 20-30 10
Schokoladenhunger	siehe: Bedürfnis nach		

S

Schönheitsmittel für faltige Haut	auf säurearme Ernährung achten, Gesichtscreme für anspruchsvolle Haut, Adler Ortho Aktiv Nr. 11 Blütenessenzen: Olive, Water Violet	Calcium fluoratum Nr. 1 Kalium phosphoricum Nr. 5 Natrium chloratum Nr. 8 Natrium phosphoricum Nr. 9 Silicea Nr. 11	10-20 20-30 20 20-30 10-20
Schrunden	siehe: rissige Haut siehe auch: Haut		

In der **Schule** wird von den Kindern sehr viel verlangt, außerdem sind sie dem so genannten psycho-sozialen Druck ausgesetzt, der ihnen viel abverlangt. Vielfach kommen die Kinder blaß und abgespannt von der Schule nach Hause. Dann sollte ihnen Zeit und Ruhe gegönnt werden, bis sie sich wieder erholen können. Unbedingt sollte, so weit wie möglich, vermieden werden, dass Kinder wegen der Schule Medikamente einnehmen müssen. Eine verständnisvolle Begleitung hilft ihnen oft mehr als alle Beruhigungsmittel. Auch ist es manchmal nötig, dass sich die Eltern mit den Schülern gegen die Schule verbünden, wenn einfach unsinnige Sachen verlangt werden. Und wenn diese Solidarität nur beinhaltet, dass man mit dem Kind übereinstimmt, dass so manches einfach umsonst gelernt wird, und dass so mancher Lehrer die Kinder nicht unbedingt als wertvolle Person achtet und dementsprechend behandelt.

Schule			
• Konzentration	Adler Ortho Aktiv Nr. 3	Ferrum phosphoricum Nr. 3	20-30
• Energie	Adler Ortho Aktiv Nr. 5	Kalium phosphoricum Nr. 5	20-30
• erster Schultag	siehe Einführung in die Bachblüten (Seite 35-37)	Ferrum phosphoricum Nr. 3 Kalium phosphoricum Nr. 5 Magnesium phosphoricum Nr. 7 Natrium chloratum Nr. 8	10 10 10 10
• lernen	siehe: Lernmischung		
• Nervosität	Adler Ortho Aktiv Nr. 7	Magnesium phosphoricum Nr. 7	„heiße 7“
• Schulkopfschmerz	siehe: Kopfschmerz		
Schuppen auf dem Kopf	siehe: Kopfschuppen		
Schuppen: weiß	siehe: Fischschuppen		
Schuppen	unregelmäßig verteilt auf der Haut auf klebrigem Untergrund, gelblich bräunlich bis ocker	Kalium sulfuricum Nr. 6 bei längerer Anwendung zusätzlich Nr. 10	20-30 10-20
Schuppenflechte	siehe: Psoriasis		
Schüttelfrost	als Vorbote bzw. erstes Anzeichen für eine heraufziehende Krankheit	Calcium phosphoricum Nr. 2 Ferrum phosphoricum Nr. 3 Kalium phosphoricum Nr. 5 Natrium chloratum Nr. 8 Natrium phosphoricum Nr. 9 Natrium sulfuricum Nr. 10	10 10-20 10 10 10 10-20

Schützenfestmischung nach einem doch sehr „ausgiebigen“ Abend		Ferrum phosphoricum Nr. 3 Kalium phosphoricum Nr. 5 Natrium chloratum Nr. 8 Natrium phosphoricum Nr. 9 Natrium sulfuricum Nr. 10	10-20 10 20 20 20-30
Schwäche: allgemein	siehe: Regeneration		

Die **Schwangerschaft** ist eine Zeit, in der der Körper der Frau einer besonders hohen Belastung ausgesetzt ist. Dabei kann zwischen drei Phasen der Schwangerschaft unterschieden werden, wobei für jede eine eigene Einnahmeempfehlung ausgearbeitet wurde.
Wenn Sie jedoch eine genaue Beschreibung der Abläufe rund um die Schwangerschaft aber auch aller anderen Probleme von Frauen lesen wollen, dann empfehlen wir Ihnen das Buch: „Schüßler Salze für Frauen“, erschienen im HAUG Verlag (siehe Seite 135).

Schwangerschaft			
• Auseinandersetzung mit der Schwangerschaft: 1.– 3. Monat	Blütenessenzen: Walnut, Olive, Elm, Gentian, Star of Bethlehem	Calcium fluoratum Nr. 1 Ferrum phosphoricum Nr. 3 Kalium phosphoricum Nr. 5 Natrium chloratum Nr. 8 Silicea Nr. 11 Kalium arsenicosum Nr. 13 Aurum chloratum natronatum Nr. 25 bei längerer Anwendung zusätzlich Nr. 9	7-10 10-20 10-20 10-20 10 10 10 10
• Substanzbildung des Kindes: 4. – 6. Monat	Blütenessenzen: Olive, Walnut, Elm	Calcium fluoratum Nr. 1 Calcium phosphoricum Nr. 2 Ferrum phosphoricum Nr. 3 Kalium chloratum Nr. 4 Kalium phosphoricum Nr. 5 Kalium sulfuricum Nr. 6 Magnesium phosphoricum Nr. 7 Natrium chloratum Nr. 8 Natrium phosphoricum Nr. 9 Natrium sulfuricum Nr. 10 Silicea Nr. 11 Calcium sulfuricum Nr. 12 Kalium iodatum Nr. 15 Calcium carbonicum Nr. 22	7-10 20-30 10-20 10 10-20 10 10 10-20 10 10-20 10 7 5 7-10
• Geburtsvorbereitung: 7. – 9. Monat	Blütenessenzen: Olive, Elm, Walnut, Mimulus	Calcium fluoratum Nr. 1 Calcium phosphoricum Nr. 2 Ferrum phosphoricum Nr. 3 Kalium chloratum Nr. 4 Kalium phosphoricum Nr. 5 Magnesium phosphoricum Nr. 7 Natrium chloratum Nr. 8 Natrium sulfuricum Nr. 10 Silicea Nr. 11 Calcium sulfuricum Nr. 12 Kalium iodatum Nr. 15 Cuprum arsenicosum Nr. 19 Calcium carbonicum Nr. 22	7-10 10 10-20 10-20 20 20 häufig 10-20 20 7 7 7 7-10 7

• Diabetes	Arzt! siehe: Diabetes	Kalium sulfuricum Nr. 6 Natrium sulfuricum Nr. 10	20 20
• Wiederherstellung	nach der Schwangerschaft siehe: Regeneration		
• Dammpflege	Askinel – wichtig zur Vorsorge eines Dammschnittes – auch zur Nachsorge	Calcium fluoratum Nr. 1 Ferrum phosphoricum Nr. 3 Kalium phosphoricum Nr. 5 Natrium chloratum Nr. 8	7-10 10 10-20 10-20
• Erbrechen	Blütenessenzen: Olive, Elm	Calcium phosphoricum Nr. 2 Ferrum phosphoricum Nr. 3 Kalium phosphoricum Nr. 5 Natrium chloratum Nr. 8 Natrium phosphoricum Nr. 9	10 20 10-20 10 10
• Dehnungsstreifen, Bindegewebsrisse	siehe: Dehnungsstreifen Blütenessenzen: Star of Bethlehem		
• Regeneration, Rekonvaleszenz, nach der Schwangerschaft	Adler Ortho Aktiv Nr.3+ Adler Ortho Aktiv Nr.5 Blütenessenzen: Hornbeam, Elm, Star of Bethlehem, Olive, Oak, Gentian, Mustard	Calcium fluoratum Nr. 1 Calcium phosphoricum Nr. 2 Ferrum phosphoricum Nr. 3 Kalium chloratum Nr. 4 Kalium phosphoricum Nr. 5 Kalium sulfuricum Nr. 6 Magnesium phosphoricum Nr. 7 Natrium chloratum Nr. 8 Natrium phosphoricum Nr. 9 Natrium sulfuricum Nr. 10 Silicea Nr. 11 Calcium sulfuricum Nr. 12 Kalium iodatum Nr. 15 Calcium carbonicum Nr. 22	7-10 10-20 10-20 10 10-20 7 10-20 10-20 10 10 10 7 7 7-10
Schweiß			
• fettig	Adler Ortho Aktiv Nr. 9	Natrium phosphoricum Nr. 9	20
• mangelnder		Natrium chloratum Nr. 8	20-30
• bei Neigung zu starkem Schweiß	Blütenessenzen: Impatiens	Calcium phosphoricum Nr. 2 Kalium iodatum Nr. 15	20 5-7
• sauer	Adler Ortho Aktiv Nr. 9	Natrium phosphoricum Nr. 9	10-20-30
• sehr salzig	Wasser trinken	Natrium chloratum Nr. 8	20-30
• stinkend	vor allem an Händen und Füßen	Silicea Nr. 11 bei längerer Anwendung zusätzlich Nr. 9	10-30 10-20
• unangenehm riechend	Adler Ortho Aktiv Nr. 5	Kalium phosphoricum Nr. 5	20
• zu viel		Natrium chloratum Nr. 8	20-30

Schwellungen	siehe auch: Beulen		
• Beine, Hände, Finger	Schlafplatz beachten, wenn diese vor allem am Morgen auftreten Blütenessenzen: Centaury	Natrium sulfuricum Nr. 10	10-20-30
• Lymphknoten	siehe: Lymphdrüsenschwellung		
• weiche Schwellungen: v. a. Drüsen	Blütenessenzen: Centaury	Kalium chloratum Nr. 4	10-20-30
Schwerhörigkeit	leichte Form Blütenessenzen: Clematis, Olive, Agrimony, Mimulus,	Kalium chloratum Nr. 4	10-20-30
Schwermetall-belastung, Amalgamentfernung	Vermeidung jeder zusätzlichen Aluminiumbelastung (Folie, Deo, Basenpulver, …) Hepaxen 2x1 Teelöffel eventuell zusätzlich Adler Ortho Aktiv Nr.10	Natrium chloratum Nr. 8 Natrium sulfuricum Nr. 10 Calcium sulfuratum Nr. 18 Cuprum arsenicosum Nr. 19 Kalium Aluminium sulfuricum Nr. 20 Zincum chloratum Nr. 21 Selenium Nr. 26	10-20-30 10-20 10-20 10 10-20 10 10-20
Schwielen			
• allgemein	Askinel	Calcium fluoratum Nr. 1 Kalium phosphoricum Nr. 5 Natrium chloratum Nr. 8	10-20 10 10
• Risse in den Schwielen	Askinel	Calcium fluoratum Nr. 1 Ferrum phosphoricum Nr. 3 Kalium phosphoricum Nr. 5 Natrium chloratum Nr. 8	7-10 20-30 10 10
Schwindel – Drehschwindel	Schlafplatz beachten Blütenessenzen: Scleranthus, Clematis	Ferrum phosphoricum Nr. 3 Kalium phosphoricum Nr. 5 Magnesium phosphoricum Nr. 7 Silicea Nr. 11 bei längerer Anwendung zusätzlich Nr. 9	10-20 10-20 „heiße 7“ 7 10
Schwitzen: bei geringer Anstrengung	Schlafplatz beachten Blütenessenzen: Rock Rose, Cherry Plum	Calcium phosphoricum Nr. 2 Calcium carbonicum Nr. 22	10-20 7-10
Seekrankheit	Blütenessenzen: Scleranthus, Mimulus, Larch	Ferrum phosphoricum Nr. 3 Kalium phosphoricum Nr. 5 Natrium phosphoricum Nr. 9 Kalium arsenicosum Nr. 13	10-20 20-30 10-20 10
Sehnen			
• Schmerzen wegen Überlastung	Gelenkecreme Regidol Adler Ortho Aktiv Nr.1 Blütenessenzen: Elm, Gorse, Impatiens, Rock Water	Calcium fluoratum Nr. 1 Ferrum phosphoricum Nr. 3 Kalium phosphoricum Nr. 5 Natrium chloratum Nr. 8 Natrium phosphoricum Nr. 9 Silicea Nr. 11	7-10 10 10 10-20 20 10

• Verkürzung, Verhärtung	Gelenkecreme Regidol Adler Ortho Aktiv Nr. 1 Blütenessenzen: Rock Water, Larch	Calcium fluoratum Nr. 1 Kalium phosphoricum Nr. 5 Natrium chloratum Nr. 8	7-10-20 20 30
• Verlängerung – Schlottergelenke	Gelenkecreme Regidol Adler Ortho Aktiv Nr.1 Blütenessenzen: Centaury, Agrimony, Walnut, Larch	Calcium fluoratum Nr. 1 Kalium phosphoricum Nr. 5 Natrium chloratum Nr. 8 Silicea Nr. 11 bei längerer Anwendung zusätzlich Nr. 9	7-10-20 20 20 10 10
• Sehnenscheiden-entzündung	Die Mischung sollte zuerst als Brei und dann auch als Cremegel angewendet werden, später Gelenkecreme Regidol Blütenessenzen: Elm, Gorse, Rock Water	Calcium fluoratum Nr. 1 Ferrum phosphoricum Nr. 3 Kalium phosphoricum Nr. 5 Natrium chloratum Nr. 8 Natrium phosphoricum Nr. 9 Silicea Nr. 11	10 20-30 10 20 10-20 10
• Zerrung	Die Mischung sollte zuerst als Brei und dann auch als Cremegel angewendet werden. Askinel Blütenessenzen: Rock Water, Elm	Calcium fluoratum Nr. 1 Ferrum phosphoricum Nr. 3 Kalium phosphoricum Nr. 5 Natrium chloratum Nr. 8 Silicea Nr. 11	7-10-20 20-30 20 20-30 10
Sehschwäche:	Begleitend zur ärztlichen Behandlung! Blütenessenzen: Clematis, Elm, Oak	Calcium fluoratum Nr. 1 Calcium phosphoricum Nr. 2 Ferrum phosphoricum Nr. 3 Kalium phosphoricum Nr. 5 Natrium chloratum Nr. 8 Kalium iodatum Nr. 15 Manganum sulfuricum Nr. 17 Zincum chloratum Nr. 21	7-10 10 10-20 10 10-20 7-10 7 7-10
Seitenstechen	Blütenessenzen: Rock Water	Kalium phosphoricum Nr. 5 Magnesium phosphoricum Nr. 7	10-20 “heiße 7”
Sekrete			
• grünlich		Natrium sulfuricum Nr. 10	10-20
• glasklar		Natrium chloratum Nr. 8	10-20
• gelblich, ocker		Kalium sulfuricum Nr. 6 bei längerer Anwendung zusätzlich Nr. 10	10-20 10-20
• weißlich		Kalium chloratum Nr. 4	10-20
Selbstvertrauen	stärken Blütenessenzen: Larch, Walnut	Calcium fluoratum Nr. 1 Kalium phosphoricum Nr. 5 Kalium sulfuricum Nr. 6 Natrium sulfuricum Nr. 10	7 10 10 15
Senkfuß	siehe Plattfuß		
Sicherheitsstreben	aus Existenzangst Blütenessenzen: Larch, Mimulus	Calcium phosphoricum Nr. 2	10

Sklerose	siehe Arterienverkalkung		
Sodbrennen: nur unten	auf säurearme Ernährung achten Adler Ortho Aktiv Nr. 9 Blütenessenzen: Beech, Olive, Rock Rose	Natrium phosphoricum Nr. 9	10-20
Sommergrippe	Blütenessenzen: Olive	Ferrum phosphoricum Nr. 3 Kalium chloratum Nr. 4 Kalium phosphoricum Nr. 5 Kalium sulfuricum Nr. 6 Natrium chloratum Nr. 8 Natrium sulfuricum Nr. 10	10-20 10 10 10 10-20 20-30

Was den **Sonnenschutz** anlangt gibt es sowohl in den Büchern: „Schüßler Beauty", „Gesund durchs Jahr mit Schüßler Salzen" als auch im „Handbuch der Biochemie nach Dr. Schüßler" jeweils ein ausführliches Kapitel zu diesem Thema. Hier geht es im Besonderen darum, dass unbedingt auf den Sonnenschutzfaktor geachtet werden muss. Außerdem ist es mit den Mineralstoffen nach Dr. Schüßler möglich, die Eigenschutzzeit wesentlich zu verlängern, so dass ein wesentlich geringerer Faktor gewählt werden kann. Die Eigenschutzzeit ist jene Zeit, die sich jemand ungeschützt der Sonne aussetzen kann.
Worauf in diesem Zusammenhang noch unbedingt hingewiesen werden sollte, ist, dass Kinder bis zu drei Jahren einen chemischen Sonnenschutzfilter nicht abbauen können. Deshalb ist es wichtig, Sonnenschutzpräparate mit reflektierenden anorganischen Substanzen zu verwenden! Um dabei sicher zu gehen, ist es unbedingt notwendig die Hinweise der Hersteller zu beachten oder sich fachkundig in der Apotheke beraten zu lassen.

Sonne			
• Sonnenallergie	zur Vorbereitung: BaseCare Bäder Pre und After Sun BaseCare Breiauflage Adler Ortho Aktiv Nr. 10	Kalium sulfuricum Nr. 6 Natrium sulfuricum Nr. 10 Calcium sulfuricum Nr. 12	10 20-30 10-20
• Sonnenbrand - leicht	Pre und After Sun	Ferrum phosphoricum Nr. 3 Natrium chloratum Nr. 8	10-20-30 20-30
• Sonnenbrand schwerwiegend - Arzt!	Pre und After Sun Blütenessenzen: Olive, Holly, Elm, Star of Bethlehem, Impatiens	Calcium fluoratum Nr. 1 Ferrum phosphoricum Nr. 3 Kalium phosphoricum Nr. 5 Kalium sulfuricum Nr. 6 Natrium chloratum Nr. 8 Calcium carbonicum Nr. 22	7-10 20-30-40 10-20 20 20-30 10
• Sonnenstich	Bettruhe – Arzt! kurze Zeit hohe Dosierung	Ferrum phosphoricum Nr. 3 Kalium phosphoricum Nr. 5 Natrium chloratum Nr. 8 Natrium sulfuricum Nr. 10 Calcium sulfuricum Nr. 12	20-30 20-30 20-30 20 10-20
• Sonnenunverträglichkeit	„Ich vertrag die Sonne nicht" den Mineralstoff längere Zeit anwenden	Ferrum phosphoricum Nr. 3	20-30
Soor, Schwämmchen	Blütenessenzen: Olive, Centaury, Crab Apple, Gorse, Clematis	Ferrum phosphoricum Nr. 3 Kalium chloratum Nr. 4 Natrium chloratum Nr. 8 Calcium sulfuricum Nr. 12 bei längerer Anwendung zusätzlich Nr. 9+10	10 10-20 10-20 10 je 10

Spannung	siehe: Anspannung		
Speichel			
• Fäden ziehend		Kalium chloratum Nr. 4	20
• fehlender	trockener Mund	Natrium chloratum Nr. 8	10-20-30
• Fluss: zu viel	„geifern"	Natrium chloratum Nr. 8	10-20
Sport: zum Ausgleich übermäßiger Belastung	siehe auch:Muskelkater siehe auch: Muskel siehe auch: Zerrung siehe auch: Muskelverhärtung vorher: Pre Sport Gel Regidol nachher: After Sport Lotion Regidol, BaseCare Bäder Adler Ortho Aktiv Nr. 3+ Adler Ortho Aktiv Nr. 5+ Adler Ortho Aktiv Nr. 7	Ferrum phosphoricum Nr. 3 Kalium phosphoricum Nr. 5 Kalium sulfuricum Nr. 6 Magnesium phosphoricum Nr. 7 Natrium chloratum Nr. 8 Natrium phosphoricum Nr. 9 Natrium sulfuricum Nr. 10 + eventuell Manganum sulfuricum Nr. 17 Cuprum arsenicosum Nr. 19 Zincum chloratum Nr. 21 Calcium carbonicum Nr. 22 Selenium Nr. 26 Kalium bichromicum Nr. 27	10-20 10-20 10 20 20-30 10-20 10-20 10 10 10 10 10 10
Sportverletzung	akut: Breiauflage aus den angegebenen Mineralstoffen – oft wechseln Gelenkecreme Regidol	Calcium fluoratum Nr. 1 Ferrum phosphoricum Nr. 3 Kalium phosphoricum Nr. 5 Natrium chloratum Nr. 8 Silicea Nr. 11 bei längerer Anwendung zusätzlich Nr.9	7 20 20 20 7 10
Spreizfuß	siehe Plattfuß		
Stand wackelig (auch psychisch)	Blütenessenzen: Clematis, Walnut, Scleranthus	Calcium fluoratum Nr. 1	10
Star			
• **grauer Star - Katarakt**	Evtl. Augentropfen mit den angegebenen Mineralstoffen Arzt! Blütenessenzen: Oak, Clematis	Calcium fluoratum Nr. 1 Natrium chloratum Nr. 8 Natrium phosphoricum Nr. 9 Silicea Nr. 11 Zincum chloratum Nr. 21	7 20-30 10-20 10 7
• **grüner Star - Glaukom**	Arzt! zur Begleitung der ärztlichen Behandlung	Calcium fluoratum Nr. 1 Kalium chloratum Nr. 4 Kalium phosphoricum Nr. 5 Magnesium phosphoricum Nr. 7 Natrium chloratum Nr. 8 Natrium sulfuricum Nr. 10	7-10 10 10 „heiße 7" 10-20 20-30

Stauchung	siehe: Zerrung		
Steifheit des Bewegungsapparates	Schlafplatz beachten, vor allem, wenn die Beschwerden am Morgen am schlimmsten sind, Gelenkecreme Regidol Adler Ortho Aktiv Nr. 1 Blütenessenzen: Rock Water	Calcium fluoratum Nr. 1 Kalium phosphoricum Nr. 5 Natrium chloratum Nr. 8	7-10-20 20 10
„steif"	auch im psychischen Sinne Blütenessenzen: Rock Water	Calcium fluoratum Nr. 1	7-10-20
Steinbildung: durch zu viel Säure	Adler Ortho Aktiv Nr.9	Calcium phosphoricum Nr. 2 Natrium phosphoricum Nr. 9 Natrium bicarbonicum Nr. 23	10 20-30 10-20
stillen			
• harte Brust „Betonbrust"	Blütenessenzen: Rock Water, Oak, Larch	Calcium fluoratum Nr. 1 Kalium chloratum Nr. 4 Natrium chloratum Nr. 8 Calcium sulfuricum Nr. 12	7-10 10 30-50 7-10
• Regulierung der Milch		Ferrum phosphoricum Nr. 3 Kalium chloratum Nr. 4 Natrium chloratum Nr. 8	10-20 10-20 20-30
• zu wenig Milch	Blütenessenzen: Larch, Rock Water, Oak	Kalium chloratum Nr. 4 Natrium chloratum Nr. 8	10-20 10-30
• zu viel Milch	Blütenessenzen: Vervain	Natrium sulfuricum Nr. 10	10-20
• zur Förderung	problemfreies Stillen	Ferrum phosphoricum Nr. 3 Kalium chloratum Nr. 4 Natrium chloratum Nr. 8	10-20 20 20
Stirnhöhlen: eitrig	Cremegel 3+9+10+11+12 im Bereich der Stirnhöhlen auftragen Blütenessenzen: Crab Apple, Centaury, Impatiens, Wild Oat	Ferrum phosphoricum Nr. 3 Natrium chloratum Nr. 8 Natrium phosphoricum Nr. 9 Natrium sulfuricum Nr. 10 Silicea Nr. 11 Calcium sulfuricum Nr. 12	10-20 20-30 20 20 10 20-30
Stirnhöhlen: Entzündung	Blütenessenzen: Wild Oat, Crab Apple, Centaury	Ferrum phosphoricum Nr. 3 Natrium chloratum Nr. 8	10-20-30 10-20
Stockschnupfen	Cremegel Nr.12 im Bereich der Stirnhöhlen auftragen Blütenessenzen: Wild Oat, Centaury Crab Apple	Kalium chloratum Nr. 4 Natrium chloratum Nr. 8 Calcium sulfuricum Nr. 12	10 20 10-20-30
Stoffwechsel			
• träge	Adler Ortho Aktiv Nr. 3	Ferrum phosphoricum Nr. 3 Natrium bicarbonicum Nr. 23	10-20 10-20
• Ankurbelung	Adler Ortho Aktiv Nr.3	Ferrum phosphoricum Nr. 3 Kalium phosphoricum Nr. 5	10-20 10-20

S

Streit			
• Vermeidung	Blütenessenzen: Centaury ev. Pine	Natrium phosphoricum Nr. 9 Silicea Nr. 11	10 10
• provozierend	Aufmerksamkeit erregend	Calcium phosphoricum Nr. 2	10
Stress	Adler Ortho Aktiv Nr. 5 + Adler Ortho Aktiv Nr. 7 Blütenessenzen: Elm, Impatiens, Olive, Centaury	Ferrum phosphoricum Nr. 3 Kalium phosphoricum Nr. 5 Magnesium phosphoricum Nr. 7 Silicea Nr. 11 + ev. Kalium iodatum Nr. 15 Manganum sulfuricum Nr. 17 Cuprum arsenicosum Nr. 19 Calcium carbonicum Nr. 22	10 20 20 10 7-10 7-10 7-10 7
Struma	siehe: Kropf		
Stuhl			
• Stuhlgang chronisch, gallig		Natrium sulfuricum Nr. 10	10-20
• Stuhlgang zu weich		Natrium chloratum Nr. 8 Natrium sulfuricum Nr. 10	10-20 10-20
• Stuhlgang zu fest	Blütenessenzen: Agrimony, Water Violet	Ferrum phosphoricum Nr. 3 Natrium chloratum Nr. 8	10-20 10-20
• Stuhlverstopfung	siehe: Verstopfung		
T			
Talgprobleme	siehe: Haut BaseCare Bäder Adler Ortho Aktiv Nr. 9	Natrium phosphoricum Nr. 9	20-30
Taubheitskribbeln	siehe: Ameisenlaufen		
Temperament	Rast- bzw. Ruhelosigkeit Blütenessenzen: Impatiens	Kalium bromatum Nr. 14	7-10
Tennisarm	Gelenkecreme Regidol	Calcium fluoratum Nr. 1 Calcium phosphoricum Nr. 2 Ferrum phosphoricum Nr. 3 Natrium chloratum Nr. 8 Silicea Nr. 11 bei längerer Anwendung zusätzlich Nr. 9	7-10 10-20 20 10 7 10
Thromboseneigung	ARZT! evtl. Adler Ortho Aktiv Nr.4 Blütenessenzen:Rock Water	Ferrum phosphoricum Nr. 3 Kalium chloratum Nr. 4 Selenium Nr. 26	10-20 20-30 10
Tinnitus	siehe: Ohrgeräusche		

Tränensäcke	geschwollene Augen Blütenessenzen: Centaury, Gorse, Mimulus, Mustard, Star of Bethlehem	Kalium sulfuricum Nr. 6 Natrium sulfuricum Nr. 10	10-20 20-30
Trigeminus-schmerzen	Die Mischung sollte auch als Cremegel angewendet werden.	Calcium phosphoricum Nr. 2 Ferrum phosphoricum Nr. 3 Kalium phosphoricum Nr. 5 Magnesium phosphoricum Nr. 7 Natrium chloratum Nr. 8 Silicea Nr. 11 bei längerer Anwendung zusätzlich Nr. 9	10-20 20-30 20-30 20 10-20 10 10
U			
Übelkeit			
• auf nüchternen Magen	Blütenessenzen: Oak, Centaury	Natrium sulfuricum Nr. 10	10
• durch Anstrengung	Blütenessenzen: Olive, Impatiens, Elm	Kalium phosphoricum Nr. 5	20-30
• durch Aufregung	Blütenessenzen: Olive, Notfall tropfen	Kalium sulfuricum Nr. 6 Kalium iodatum Nr. 15	20 7-10
• durch zu viel Essen	Cremegel Nr. 6 + 23 im Bereich des Oberbauchs eincremen	Ferrum phosphoricum Nr. 3 Kalium sulfuricum Nr. 6 Natrium sulfuricum Nr. 10	20-30 20 10
• durch Hunger	Blütenessenzen: Olive, Centaury	Natrium phosphoricum Nr. 9	20
• durch Unruhe, Rastlosigkeit	nervlich Adler Ortho Aktiv Nr. 7	Magnesium phosphoricum Nr. 7 Kalium bromatum Nr. 14	10-20 10-20
• durch verdorbene Speisen	Blütenessenzen: Crab Apple, Oak, Cherry Plum	Kalium chloratum Nr. 4 Kalium sulfuricum Nr. 6 Natrium phosphoricum Nr. 9 Natrium sulfuricum Nr. 10	10 10 10-20 10-20
• als Einlauf zur Darmreinigung	Blütenessenzen: Crab Apple, Oak	Kalium chloratum Nr. 4 Kalium phosphoricum Nr. 5 Kalium sulfuricum Nr. 6 Natrium phosphoricum Nr. 9 Natrium sulfuricum Nr. 10	10 10 10 10-20 10-20
Überbein	Gelenkecreme Regidol	Calcium fluoratum Nr. 1 Natrium phosphoricum Nr. 9 Silicea Nr. 11 Calcium sulfuricum Nr. 12	7-10-20 10 10 10
Überforderung	Blütenessenzen: Elm, Agrimony		
• Idealismus	Blütenessenzen: Vervain	Kalium phosphoricum Nr. 5 Kalium iodatum Nr. 15	10 10
• Leistung	Adler Ortho Aktiv Nr. 5	Kalium phosphoricum Nr. 5	10

• nervlich	Blütenessenzen: White Chestnut, Elm	Magnesium phosphoricum Nr. 7	10
Übergewicht: Neigung zu	auf säurearme Ernährung achten Base Care Bäder, Evocell Körpercreme Adler Ortho Aktiv Nr. 9 zur Umstimmung	Kalium chloratum Nr. 4 Natrium phosphoricum Nr. 9 Natrium sulfuricum Nr. 10 Calcium sulfuricum Nr. 12	10-20 10-20-30 10-20 10
Übermüdung	Blütenessenzen: Olive, Hornbeam		
• durch Konzentration	Adler Ortho Aktiv Nr. 3	Ferrum phosphoricum Nr. 3	20-30
• durch Sport	Adler Ortho Aktiv Nr. 3+ Adler Ortho Aktiv Nr. 5+ Adler Ortho Aktiv Nr. 7	Ferrum phosphoricum Nr. 3 Kalium phosphoricum Nr. 5 Magnesium phosphoricum Nr. 7	20 30 20
• durch Überarbeitung	Adler Ortho Aktiv Nr. 3+ Adler Ortho Aktiv Nr. 5	Ferrum phosphoricum Nr. 3 Kalium phosphoricum Nr. 5 Natrium chloratum Nr. 8	20 20 20
Übersäuerung der Gewebe	Adler Ortho Aktiv Nr. 9 Blütenessenzen: Star of Bethlehem	Natrium phosphoricum Nr. 9 Natrium bicarbonicum Nr. 23	10-30 10-20
Übersäuerung des Magens	Sodbrennen – brennt nur unten Adler Ortho Aktiv Nr. 9 Blütenessenzen: Rock Rose, Olive, Beech	Natrium phosphoricum Nr. 9	10-30
Umknicken der Knöchel	siehe: Sehnen		
unflexibel	Blütenessenzen: Rock Water		
• erstarrt, versteift	Blütenessenzen: Rock Water	Calcium fluoratum Nr. 1	10
• festgefahren	„auf dem Geleise fahren“	Natrium chloratum Nr. 8	10
unkontrolliert	siehe: chaotisch		
Unruhe, Rastlosigkeit	Blütenessenzen: Impatiens	Kalium bromatum Nr. 14	10
unsicher	Blütenessenzen: Larch		
• Haltung	schlechter Stand Blütenessenzen: Centaury	Calcium fluoratum Nr. 1	10
• nervlich	Blütenessenzen: Larch, Mimulus, Cerato	Magnesium phosphoricum Nr. 7	10-20
Unterschenkel-geschwür (Ulcus cruris)	wässrige Lösungen aufsprühen, baden in der Mineralstoffmischung, Cremegelmischungen mit den angegebenen Mineralstoffen siehe: Sekrete Farbe der Sekrete beachten	Kalium chloratum Nr. 4 Natrium phosphoricum Nr. 9 Natrium sulfuricum Nr. 10 Calcium sulfuricum Nr. 12 Natrium bicarbonicum Nr. 23	10-20 10-20 20-30 20-30 10-20
Untertemperatur	Blütenessenzen: Star of Bethlehem, Olive	Ferrum phosphoricum Nr. 3 Kalium phosphoricum Nr. 5	10-20 10-20

Urticaria	siehe: Nesselfieber		
V			
Vaginalschleimhäute: trocken	Askinel Sitzbäder und Zäpfchen mit den angegebenen Mineralstoffen Blütenessenzen: Olive	Natrium chloratum Nr. 8 Cuprum arsenicosum Nr. 19 Zincum chloratum Nr. 21 Aurum chloratum natronatum Nr. 25	20-30 10 10 7
vegetative Dystonie – Erschöpfung	Amalgamfüllungen beachten! Adler Ortho Aktiv Nr. 1 + Adler Ortho Aktiv Nr. 5 Blütenessenzen: Olive, Elm	Ferrum phosphoricum Nr. 3 Kalium phosphoricum Nr. 5 Magnesium phosphoricum Nr. 7 Natrium chloratum Nr. 8 Natrium phosphoricum Nr. 9 Kalium arsenicosum Nr. 13 Calcium carbonicum Nr. 22	10-20 20 „heiße 7“ 10-20 10 10 7
Venenprobleme	BaseCare Breiauflagen, CouBeVen Venencreme Adler Ortho Aktiv Nr. 1 + (ev. +4 +9) Blütenessenzen: Centaury, Cherry Plum, Elm, Mimulus, Mustard	Calcium fluoratum Nr. 1 Kalium chloratum Nr. 4 Natrium phosphoricum Nr. 9 Silicea Nr. 11	7-10-20 10-20 20 10
verbissen	Zähne zusammenbeißen (müssen!) Blütenessenzen: Oak	Kalium phosphoricum Nr. 5	20
Verbrennungen	Die Mischung sollte zuerst als Brei aufgelegt und dann das Gel W angewendet werden. Blütenessenzen: Notfalltropfen	Ferrum phosphoricum Nr. 3 Natrium chloratum Nr. 8	10-20 20-30
Verdauungsstörungen	siehe: Magenverstimmung		
Verdauungsschwäche			
• chronisch	Blütenessenzen: Larch, Agrimony, Rock Water	Natrium chloratum Nr. 8 Silicea Nr. 11 bei längerer Anwendung zusätzlich Nr. 9	10 10 10
• aus Nervosität	Blütenessenzen: Cherry Plum, Larch, Mimulus, Agrimony	Magnesium phosphoricum Nr. 7	heiße 7
• nach sauren Speisen	Adler Ortho Aktiv Nr.9	Natrium phosphoricum Nr. 9	10-20
Verhärtung: Narben, Sehnen, Bänder	siehe auch: Narben siehe auch: Sehnen siehe auch: Bänder Askinel, Adler Ortho Aktiv Nr. 1 Blütenessenzen: Rock Water, Vine, Star of Bethlehem	Calcium fluoratum Nr. 1 Kalium phosphoricum Nr. 5 Natrium chloratum Nr. 8 Natrium phosphoricum Nr. 9 Silicea Nr. 11	7-10 10-20 10 10 7
verkapseln	unter Schock Blütenessenzen: Rock Rose	Kalium phosphoricum Nr. 5 Calcium sulfuricum Nr. 12	10 10-20

Verkühlung	Oft ist es eine Reinigungs-reaktion! Adler Ortho Aktiv Nr. 3	Ferrum phosphoricum Nr. 3 Kalium chloratum Nr. 4 Natrium chloratum Nr. 8	20-30 10 10-20
Verlangen nach …	siehe: Bedürfnis nach …		
Verletzungen: erste Hilfe	Brei auflegen, später Gel W Blütenessenzen: Notfalltropfen	Ferrum phosphoricum Nr. 3 Kalium phosphoricum Nr. 5 Natrium chloratum Nr. 8	20-30 10-20 10-20
Verletzungen, Verrenkungen, Verstauchungen Zerrung	Gel W Gelenkecreme Regidol Blütenessenzen: Cherry Plum, Notfalltropfen	Calcium fluoratum Nr. 1 Calcium phosphoricum Nr. 2 Ferrum phosphoricum Nr. 3 Kalium phosphoricum Nr. 5 Natrium chloratum Nr. 8 Silicea Nr. 11 bei längerer Anwendung zusätzlich Nr. 9	7-10 20 20 10-20 10-20 10 10
Verrenkung	siehe: Verletzung		
Verschlackung	Adler Ortho Aktiv Nr.10	Natrium sulfuricum Nr. 10	10-30
verschlossen	siehe: verkapseln Blütenessenzen: Water Violet		
„verschnupft"	die Nase voll von Blütenessenzen: Chicory	Natrium chloratum Nr. 8	20
Verspannung: im Nacken, Lendenwirbelsäule	Cremegel Nr. 2, Gelenkecreme Regidol Blütenessenzen: Star of Bethlehem, Cherry Plum, Agrimony, Beech	Calcium fluoratum Nr. 1 Calcium phosphoricum Nr. 2 Ferrum phosphoricum Nr. 3 Natrium chloratum Nr. 8 Natrium phosphoricum Nr. 9 Silicea Nr. 11	7-10 10-20 20 10-20 20 10
Verstauchungen	Siehe: Verletzungen		
Verstopfung: chronisch	Blütenessenzen: Agrimony, Crab Apple, Clematis, Mustard, Clematis	Ferrum phosphoricum Nr. 3 Kalium chloratum Nr. 4 Magnesium phosphoricum Nr. 7 Natrium chloratum Nr. 8 Natrium phosphoricum Nr. 9 Natrium sulfuricum Nr. 10	10-20 10 „heiße 7" 20 10-20 10-20
verunsichert	sich verunsichert fühlen Blütenessenzen: Larch	Calcium fluoratum Nr. 1	10
verzagt	Adler Ortho Aktiv Nr. 5 Blütenessenzen: Mustard, Gentian, Elm	Kalium phosphoricum Nr. 5	20
Vitiligo zur Linderung	Körpercreme Regeneration Adler Ortho Aktiv Nr.6	Kalium chloratum Nr. 4 Kalium sulfuricum Nr. 6 Natrium sulfuricum Nr. 10 Calcium sulfuricum Nr. 12 Cuprum arsenicosum Nr. 19	10 10-20 10 10-20 10

Völlegefühl	Blütenessenzen: Olive, Gentian	Ferrum phosphoricum Nr. 3 Kalium phosphoricum Nr. 5 Kalium sulfuricum Nr. 6 Natrium sulfuricum Nr. 10	10 10 10-20 10-20
Vorhautverengung	siehe: Phimose		
W			
Wachstumsprobleme: verzögertes Wachstum	Schlafplatz beachten Adler Ortho Aktiv Nr.2 Blütenessenzen: Olive, Star of Bethlehem	Calcium fluoratum Nr. 1 Calcium phosphoricum Nr. 2 Ferrum phosphoricum Nr. 3 Kalium phosphoricum Nr. 5 Natrium chloratum Nr. 8 Silicea Nr. 11 Manganum sulfuricum Nr. 17 Zincum chloratum Nr. 21 Calcium carbonicum Nr. 22 bei längerer Anwendung zusätzlich Nr. 9	7-10 10 10 10-20 10 7 10 10 10 10
Wachstums-schmerzen	baden in den angeführten Mineralstoffen Gelenkecreme Regidol, Adler Ortho Aktiv Nr.2	Calcium phosphoricum Nr. 2 Ferrum phosphoricum Nr. 3 Kalium phosphoricum Nr. 5 Natrium chloratum Nr. 8 Calcium carbonicum Nr. 22	10-20-30 10-20 10 10 7-10
Wadenkrampf	siehe: Muskelkrämpfe		
Warzen	Die Mischung sollte auch als Brei oder Cremegel angewendet werden. Blütenessenzen: Crab Apple	Kalium chloratum Nr. 4 Natrium sulfuricum Nr. 10	10-20 20-30
Waschmittelallergie		Ferrum phosphoricum Nr. 3 Kalium chloratum Nr. 4 Kalium sulfuricum Nr. 6 Natrium chloratum Nr. 8 Natrium sulfuricum Nr. 10	10-20 20-30 10 10-20 20-30
Wechseljahrsbe-schwerden	Adler Ortho Aktiv Nr. 2 Blütenessenzen: Mustard, Larch, Walnut, Agrimony, Cherry Plum, Rock Rose	Calcium phosphoricum Nr. 2 Ferrum phosphoricum Nr. 3 Kalium chloratum Nr. 4 Magnesium phosphoricum Nr. 7 Silicea Nr. 11 Kalium arsenicosum Nr. 13 Zincum chloratum Nr. 21 Aurum chloratum natronatum Nr. 25 bei längerer Anwendung zusätzlich Nr. 9	10-20 10-20 10 „heiße 7“ 7 10 10 10 10
Wehen	so oft wie möglich Blütenessenzen: Walnut, Mimulus, Elm, Hornbeam	Magnesium phosphoricum Nr. 7	„heiße 7“

weinerlich			
• aus Erschöpfung	Adler Ortho Aktiv Nr. 5 Blütenessenzen: Olive	Kalium phosphoricum Nr. 5	20
• niedergedrückt	Blütenessenzen: Gentian, Mustard, Gorse	Kalium bromatum Nr. 14 Kalium iodatum Nr. 15	10 10
Wetterempfindlichkeit	Blütenessenzen: Aspen, Impatiens, Centaury, Mimulus	Calcium phosphoricum Nr. 2	10-20

Wenn die **Widerstandskraft** leidet, hat das auf der körperlichen Ebene immer auch mit einem Abbau der Mineralstoffspeicher zu tun. Diese müssen wieder aufgefüllt werden, so dass dem Organismus wieder Reserven zur Verfügung stehen die aktuellen Belastungen abzupuffern. Er kann durch die Versorgung mit den wichtigen Betriebsstoffen wieder „Substanz" aufbauen, was für ihn sehr wichtig ist. Durch die Versorgung der Zelle mit den „Mikromineralien" kann der Organismus dann auch außerhalb den Mineralstoffbereich wieder in Ordnung bekommen, den so genannten Makrobereich.

Widerstandskraft: Aufbau	siehe: Immunsystem		
Windeldermatitis, wunder Popo	Die Mischung sollte auch als Salbe angewendet werden. Askinel Blütenessenzen: Olive, Crab Apple	Ferrum phosphoricum Nr. 3 Natrium phosphoricum Nr. 9	10-20 20
Windpocken, Schafblattern		Calcium phosphoricum Nr. 2 Ferrum phosphoricum Nr. 3 Kalium chloratum Nr. 4 Kalium sulfuricum Nr. 6 Natrium sulfuricum Nr. 10	10 20-30 20-30 10 10-20
Wunden	siehe: Verbrennungen siehe: Verletzungen siehe: Heilung		
Wundheilung: verzögert	siehe: Heilung		
Wundliegen	Die Mineralstoffe können auch als Sprühlösung aufgebracht werden. Askinel, Gel W Blütenessenzen: Olive, Star of Bethlehem	Calcium fluoratum Nr. 1 Ferrum phosphoricum Nr. 3 Kalium phosphoricum Nr. 5 Natrium chloratum Nr. 8	7-10 20 20-30 20
Wundsein: kleiner Kinder	siehe auch: Windeldermatitis	Ferrum phosphoricum Nr. 3 Natrium chloratum Nr. 8 Natrium phosphoricum Nr. 9	7 7 10
Würmer (Spulwürmer, Madenwürmer)	Blütenessenzen: Crab Apple	Ferrum phosphoricum Nr. 3 Kalium phosphoricum Nr. 5 Kalium sulfuricum Nr. 6 Natrium phosphoricum Nr. 9	10-20 10-20 10-20 20-30

Die **Zähne** sind von der Versorgung mit Mineralstoffen besonders abhängig. Allerdings müssen gerade bei den Zähnen beide Ebenen, auf denen sich das Mineralstoffgeschehen abspielt, berücksichtigt werden, nämlich innerhalb und außerhalb der Zellen. Deshalb ist bei einer Unterversorgung der Zähne nicht nur die Versorgung mit Mineralstoffen nach Dr. Schüßler wichtig, sondern auch eine gute Begleitung im Makrobereich, wobei unter Umständen eine gute vollwertige Ernährund nicht reicht und ein gut gewähltes Präparat den Mangel ausgleichen muß.

Z			
Zähne lockere	BaseDent Adler Ortho Aktiv Nr. 1 Blütenessenzen: Centaury, Olive, Cherry Plum, Gorse, Hornbeam	Calcium fluoratum Nr. 1 Ferrum phosphoricum Nr. 3 Kalium phosphoricum Nr. 5 Natrium chloratum Nr. 8	20-30 10 10-20 10
Zahnen der Kinder: Beschwerden Zahnungsmischung	als Brei für Babys mit dem Finger oder mit dem Schnuller in den Mund schmieren Blütenessenzen: Walnut, Olive, Hornbeam, Impatiens	Calcium fluoratum Nr. 1 Ferrum phosphoricum Nr. 3 Kalium phosphoricum Nr. 5 Natrium chloratum Nr. 8	7-10 10 10 10
Zähne: weiße Flecken	Blütenessenzen: Agrimony, Elm	Calcium phosphoricum Nr. 2 Zincum chloratum Nr. 21	10-20 10-20
Zahnfleischbluten	BaseDent Zahnpaste, mit den aufgelösten Mineralstoffen Mundspülungen durchführen Schlafplatz beachten Blütenessenzen: Centaury, Gorse, Cherry Plum, Crab Apple, Hornbeam	Ferrum phosphoricum Nr. 3 Kalium phosphoricum Nr. 5 Natrium chloratum Nr. 8	10 10-20-30 10
Zahnfleisch-entzündung	Schlafplatz beachten BaseDent: basische Mineralstoffzahnpaste Adler Ortho Aktiv Nr. 3 Blütenessenzen: Centaury, Clematis, Crab Apple, Impatiens	Ferrum phosphoricum Nr. 3 Kalium phosphoricum Nr. 5 Natrium chloratum Nr. 8 Natrium phosphoricum Nr. 9 Natrium sulfuricum Nr. 10 Calcium sulfuricum Nr. 12	10-20 10 10 10 10 10-20
Zahnfleischschwund	Schlafplatz beachten Adler Ortho Aktiv Nr. 5 Blütenessenzen: Walnut, Hornbeam, Olive	Ferrum phosphoricum Nr. 3 Kalium phosphoricum Nr. 5 Natrium chloratum Nr. 8	10 20-30 10
Zahnschmerzen			
• allgemein	Blütenessenzen: Notfalltropfen	Calcium phosphoricum Nr. 2 Ferrum phosphoricum Nr. 3 Kalium phosphoricum Nr. 5 Magnesium phosphoricum Nr. 7 Natrium chloratum Nr. 8	10-20 20-30 10 „heiße 7“ 10-20
• in der Schwangerschaft	Blütenessenzen: Notfalltropfen	Calcium fluoratum Nr. 1 Calcium phosphoricum Nr. 2 Ferrum phosphoricum Nr. 3	10 20-30 20
• berührungsempfindlich	Blütenessenzen: Mimulus, Larch	Calcium fluoratum Nr. 1 Calcium phosphoricum Nr. 2	7-10 10-20

Zahnspitzen: durchsichtig	Adler Ortho Aktiv Nr. 2	Calcium fluoratum Nr. 1 Calcium phosphoricum Nr. 2	7-10 10-20
Zerrung	siehe: Verletzung, Verstauchung		
Zeitumstellung	siehe: Jetlag		
zerrissen	gefühlsmäßig Blütenessenzen: Scleranthus	Natrium phosphoricum Nr. 9 Silicea Nr. 11	10 10
Zerschlagenheitsgefühl in den Gelenken, bleierne Glieder	kurz vor dem Krankwerden Blütenessenzen: Olive	Ferrum phosphoricum Nr. 3 Natrium sulfuricum Nr. 10	10-20 20-30
Ziegenpeter	siehe: Mumps		
Zucken der Lider, Mundwinkel	Blütenessenzen: Impatiens, Cherry Plum	Silicea Nr. 11 bei längerer Anwendung zusätzlich Nr. 9	10-20 10
Zuckerkrankheit	siehe: Diabetes		
Zunge, rissig, borkig	BaseDent Zahnpaste Adler Ortho Aktiv Nr.1 Blütenessenzen: Agrimony, Centaury, Walnut	Calcium fluoratum Nr. 1 Ferrum phosphoricum Nr. 3	7-10-20 10
Zunge: trocken	Blütenessenzen: Olive	Natrium chloratum Nr. 8	10-30
Zungenbelag			
• bräunlich-gelblich	Blütenessenzen: Crab Apple, Olive	Kalium sulfuricum Nr. 6	10-20
• glasklare Bläschen	Blütenessenzen: Crab Apple, Olive	Natrium chloratum Nr. 8	10
• grünlich-gelblich	Blütenessenzen: Crab Apple, Olive	Natrium sulfuricum Nr. 10	10-20
• weißlich	Blütenessenzen: Crab Apple, Olive	Kalium chloratum Nr. 4	10-30
Zwischenblutungen	siehe: Menstruation		
Zysten	siehe Myom		

Adler Topics – pflegen und versorgen

Produkt	Anwendung und Eigenschaften	Worauf Sie achten sollten
Cremegel- und Salbentopics		
Cremegel Nr.1 bis Nr.12	Öl in Wasser (O/W) Emulsion, fettarm, feucht	Ziehen sehr rasch ein, die Tiefenwirkung ist besonders gut.
Salbe Nr.1 bis Nr.12	Wasser in Öl (W/O) Emulsion, fette Salbe	Hat eine leichte Depotwirkung, vor allem auch zur Hautpflege.
Mischungen		
Cremegel E/N Salbe E/N	Pflegecreme für empfindliche, meist juckende, oder schuppende Haut. Wenn Neurodermitiker eine fette Salbe zur Pflege bevorzugen. W/O Emulsion.	Das Cremegel kann ev. ein wenig brennen, trockene spannende Haut. Die Mischung ist speziell für zu Ekzemen neigende Haut entwickelt worden. Sie enthält Mineralstoffe gegen die Entzündung und den Juckreiz, zur Unterstützung der belasteten Drüsen und Oberhaut, zur Feuchtigkeitsversorgung und zum Abbau der juckenden Schlacken. Die Kombination eignet sich auch bei Hautproblemen wie Neurodermitis. Ob ein Cremegel oder eine Salbe gewählt wird, hängt vom subjektiven Empfinden ab.
Salbe H	Abends reichlich einmassieren und mit einem Tuch oder Unterhemd abdecken, über Nacht einwirken lassen. In der Früh dünn einmassieren. W/O Emulsion	Wenn Kinder sehr oft krank sind oder an Allergien leiden, entstehen als Folge einer stärkeren Verschlackung in der Haut evtl. kleine rote juckende Punkte. In diesem Fall zusätzlich die Nr.10 geben und die Salbe nur dünn auftragen und einmassieren.
Gel W	Fördert die Hautneubildung mit Panthenol und Mineralstoffen, fettfreies Gel	Wunden brauchen, sofern sie nicht ärztlich versorgt werden müssen, eine rasche Versorgung. Gel W enthält die Mineralstoffe, welche für eine rasche Hautregeneration wichtig sind. Das enthaltene Panthenol unterstützt den Prozess der Wundheilung.
Körperpflege		
Face Clean mildes Waschgel	Sehr milde Gesichtsreinigung, enthält auch Teebaumöl.	Teebaumöl enthalten
Face Fresh Gesichtstonikum	Sehr mildes Gesichtstonikum, nach der Reinigung. Enthält auch Teebaumöl, ohne Alkoholzusatz.	Teebaumöl enthalten
Gesichtscreme rosa – besonders Feuchtigkeit spendend mit Jojobaöl und Aquarich	Tägliche Gesichtspflege für die ganze Familie. Eine Emulsion, die sowohl Wasser als auch Öle aufnimmt, mit Jojobaöl, ohne Duftstoffe	Beim Umstieg von wirkstoffreicher Kosmetik kann ein Gefühl von Spannung kurzfristig entstehen, dann öfter nacheinander eincremen. Rötungen kurz nach dem Eincremen sind positive Reaktionen auf die enthaltenen Mineralstoffe, sie verschwinden nach ein paar Minuten, nach mehrmaliger Anwendung bleibt die Reaktion aus.

Gesichtscreme für anspruchsvolle, sensible Haut	Gesichtspflege für sensible Haut, reich an wertvollen Bestandteilen, wie Borretschöl, Lecithin, Aloe Vera, Vitamin E, Panthenol, mikrokristalline Struktur der Grundlage – ähnlich der Biomembranstruktur	Kurze Zeit können Hautrötungen entstehen, weil die enthaltenen Mineralstoffe zu wirken beginnen. Achtung! Der Eigengeruch der Öle und natürlichen Bestandteile verschindet nach kurzer Zeit!
Askinel	Kälteschutzcreme, macht Narben wieder weich und geschmeidig, fette Hand- und Fußcreme, sehr fett mit nur 20% Wasseranteil. Öl kann beim ersten Öffnen austreten, enthält aber kein Vaselin oder Paraffin. Vielseitig einsetzbar!	Eine echte Allroundcreme!
Hand & Nail Lotion	Fettarme Tageshandcreme, hoher Feuchtigkeitsgehalt, zieht rasch in die Haut ein. Mikrokristalline Struktur der Lotiongrundlage, sehr gute Hautpenetration	Zu Beginn kann es zu verstärktem Trockenheitsgefühl kommen, dann öfter eincremen, bzw. zwischendurch Askinel eincremen.
Seborive	Pflegecreme für zu Akne neigende Haut, O/W Emulsion, die zusätzliche Einnahme der Mineralstoffe nach Dr. Schüßler (Aknemischung) oder auch Nr. 9 allein ist wichtig, eine Ernährungsumstellung ist empfehlenswert.	Akne kann vorübergehend richtig „aufblühen", alle verkapselten „Altlasten" werden aufgearbeitet. Wenn anfänglich ein Spannen der Haut auftritt, dann Cremegel Nr. 8 als Unterlage eincremen.
Lippenbalsam – Balsalip®	Der biochemische Lippenbalsam beugt rissigen und aufgesprungenen Lippen vor und stärkt das Bindegewebe der Lippen. Außerdem wird das Immunfeld der Lippen in besonderem Maße gestärkt und die Herpesanfälligkeit stark reduziert. Dem Auftreten schmerzhafter Bläschen wird vorzubeugen.	Anfangs werden manchmal die Lippen kurzfristig trocken, als Reaktion können auch Lippenbläschen auftreten (Mangel an Nr. 10).
Lippencreme – Cremalip®	Die Lippenpflege gibt es jetzt auch als Creme mit Applikator. Die enthaltenen hoch verdünnten Mineralstoffe unterstützen die sanfte Regeneration rissiger, trockener Lippen und beugen Bläschenbildung vor. Es können auch Lippenfältchen gemildert werden.	
BaseDent Zahnpaste	Eine Zahncreme mit basischem pH-Wert, ohne Menthol oder Pfefferminzöl, ohne Fluorzusatz, Homöopathie verträglich, ohne Konservierungsmittel , sehr mild im Geschmack	Vorübergehend offenes Zahnfleisch, verstärktes Zahnfleischbluten, Brennen und Bläschen auf der Zunge, auch bitterer Geschmack kann auftreten (Mangel an Nr. 10). Umgewöhnung wegen des milden Geschmackes.
Dusch`n Fun Duschgel für Körper und Haare	Für tägliches Duschen und Kopfwaschen, mit natürlichem Orangenextrakt. Wirkt sehr gut regenerierend für die eigene natürliche Haarpigmentierung (graue Haare)	Manchmal werden die Haare vorübergehend buschig, spröde, das normalisiert sich nach ein paar Anwendungen. Künstliche Haarfärbungen werden rascher ausgeschwemmt, Naturfarben nicht.

Körpercreme Regeneration	Besonders pflegende Körpercreme mit Jojobaöl. W/O Emulsion mit Olivenöl. Nicht im Winter zur Gesichtspflege verwenden, da kein Kälteschutz! Ohne Duftstoffe	Bei stark übersäuerter Haut entsteht nach dem Auftragen kurzfristig ein ranziger Geruch, der aber rasch wieder verschwindet, bei der Einnahme der Schüßler Salze auf eine Entlastung der Versäuerung achten. (BaseCare Bad!)
Tendiva Körperlotion mit Urea und Copaibaöl	Bodylotion für feuchtigkeitsarme Haut mit NMF Faktor (Ein natürlicher Feuchthaltefaktor)	Leichte Textur, wird sehr gut von der Haut aufgenommen.
Evocell	Körperpflege bei Cellulite mit Jojobaöl, W/O Emulsion mit Olivenöl – Eigengeruch, ohne Duftstoffe	Nach dem Auftragen entsteht evtl. kurzfristig ein ranziger Geruch, der aber rasch wieder verschwindet, unbedingt die entsprechende Einnahme und das Baden im BaseCare empfehlen.
CouBeVen	Venepflege leicht gemacht, mikrokristalline Struktur der Salbengrundlage, sehr gute Hautpenetration	Eine konsequente Anwendung ist erforderlich.
Massageöl	Entspannende und pflegende Ölemulsion, W/O Emulsion, vor Gebrauch sehr gut schütteln, mit natürlichem Orangenextrakt	Geruch von Olivenöl
Pre und After Sun mit OM24 und Aloe Vera	Fettfreies Gel mit Panthenol und Aloe Vera, bei Sonnenallergie gleichzeitig auch Einnahme der Schüßler Salze und Baden mit BaseCare empfehlen.	Dieses Gel sollte einmassiert werden, nicht nur auftragen und einziehen lassen!
Gelenke creme Regidol	Pflegt überbeanspruchte Gelenke und Muskeln, auch nach sportlicher Überanstrengung. Mikrokristalline Struktur der Grundlage, sehr gute Hautpenetration	Zu Beginn kann es kurzfristig zu leichten Schmerzen kommen, wenn die Gelenke wieder regeneriert werden und sich die Beweglichkeit verbessert.
Pre Sportgel Regidol	Fettfreies Gel, wichtig: mindestens 20 Min. vor dem Sport auftragen. Die zusätzliche Einnahme der Nr. 3 empfehlen	
After Sport Lotion Regidol	Muskelregeneration nach dem Sport, besonders wirksam in Kombination mit dem Pre Sport Gel, das vor dem Sport aufgetragen werden sollte. Nach dem Duschen auftragen.	

Alle Produkte der Adler Pharma werden ohne Parabene, ohne Paraffin, ohne Vaseline, ohne Duftstoffe, ohne ätherische Öle (außer BaseDent – Fenchelöl, Face Care – Teebaumöl und Face Fresh – Teebaumöl) und ohne Triethanolamin hergestellt. Schüßler Salze und vielfältige topische Anwendungen mit den Mineralstoffen haben eine lange Tradition, deshalb gehören beide Anwendungsbereiche bei Schüßler zusammen. Alle Produkte sind dermatologisch getestet und werden nach den GMP Richtlinien hergestellt. Die Adler Pharma GmbH verwendet Konservierungsmittel aus dem Bereich der Naturkosmetik.

Adler Ortho Aktiv Kapseln, die idealen Nährstoffkombinationen zu den Schüßler Salzen
Eine Übersicht erleichtert die Kombination

Nummer	Bereich	Ein Verzehr unterstützt:
Adler Ortho Aktiv Nr. 1	Elastizität	Haut, Haare, Nägel, elastische Adern, Sehnen, Bänder, Kariesschutz
Adler Ortho Aktiv Nr. 2	Knochen	Knochen(brüche), Osteoporose (+Adler Ortho Aktiv Nr. 9), Wechselbeschwerden, Wachstumsschmerzen, Muskelkrämpfe
Adler Ortho Aktiv Nr. 3	Blut	Antioxidans, Blutaufbau, Konzentrations- u. Merkfähigkeit, Steigerung der Abwehrkraft
Adler Ortho Aktiv Nr. 4	Bindegewebs-substanz	Bindegewebsaufbau, vorbeugend bei Arteriosklerose, Hautgrieß, Couperose / Besenreiser
Adler Ortho Aktiv Nr. 5	Energie	Erschöpfung, Nerven / Gehirn, Lernleistung (+Adler Ortho Aktiv Nr. 3), Regeneration (+Adler Ortho Aktiv Nr. 3)
Adler Ortho Aktiv Nr. 6	Kohlenhydrat-stoffwechsel	Schadstoffe in Verbindung mit der Haut, begleitend bei chron. Hautkrankheiten, Pigmentstörung, Bauchspeicheldrüse (Völlegefühl)
Adler Ortho Aktiv Nr. 7	Herz	Stress (+Adler Ortho Aktiv Nr. 5), Leistung - körperlich (Sport), Schlaf-Wach-Rhythmus
Adler Ortho Aktiv Nr. 8	Knorpelaufbau	Flüssigkeitshaushalt, Allergien, Geruch, -Geschmacksinn, Schleimhautaufbau, „Schlundbrennen“ (brennt herauf), Schwermetallausscheidung
Adler Ortho Aktiv Nr. 9	Säure-/ Basen-haushalt	Sodbrennen (unten), begleitend bei Gastritis, Pickel, Akne, Lymphknotenschwellung, Rheuma, Gicht
Adler Ortho Aktiv Nr. 10	Leber (entgiften)	Schadstoffausscheidung (in Verbindung mit Leberbelastungen), Verdauungsbeschwerden, begleitend bei Diabetes Typ II, bei Cholesterin vorbeugend
Adler Ortho Aktiv Nr. 11	Brüchigkeit	Brüchige Haut, Haare, Nägel – Aufbau, Bindegewebe- Struktur (+ Adler Ortho Aktiv Nr. 4), Dehnungsrisse des Bindegewebes (+Adler Ortho Aktiv Nr. 1 und evtl. Adler Ortho Aktiv Nr. 4), Faltenbildung
Adler Ortho Aktiv Nr. 12	es stockt, sitzt fest	Fördert und startet den Schadstoffabbau, Eiweißabbau, Säureabbau; Cellulite, Myogelosen, zu Beginn bei Blockaden beim Abnehmen

Die Qualität und Anwendung der Adler Ortho Aktiv Kapseln:

Besonders große Mineralstoffmängel werden neben der Einnahme der empfohlenen Schüßler Mischung durch die Gabe der entsprechenden Adler Ortho Aktiv Nummer unterstützt, damit die Auffüllung dieses überaus großen Mangels rascher geht, oder der Körper rascher umgestimmt wird.

Die Nährstoffkombination der einzelnen Alder Ortho-Nummern wurden auf die jeweiligen Wirkungsbereiche der Schüßler Salze abgestimmt.Adler Ortho Aktiv kann auch allein angewendet werden, ohne Kombination mit anderen Maßnahmen.

Adler Ortho Aktiv Kapseln

- enthalten keine Farbstoffe, auch
- kein Magnesiumstearat
- sind aus pflanzlicher Zellulose und
- sind glutenfrei.

Die **Blisterfolien** aus PP (Polypropylen - ein nahrungsmittelechter Kunststoff) sind verrottbar – es wurde an die Umwelt gedacht!

Füllstoffe sind pflanzliche Zellulose, und manchmal Bambusextrakt, wo notwendig.

Lactose ist in der Nr. 10 zu 7% und in Nr. 12 zu 3 % enthalten, sonst sind alle Produkte lactosefrei.

Vitamin C: In allen Produkten wird ausschließlich gepuffertes Vitamin C verwendet.

Gluconat – Verbindungen: Die Spurenelemente sind Gluconat Verbindungen, weil diese gut resorbiert werden.

Mineralstoffverbindung: Wo möglich wird die gleiche Verbindung, wie die Ursubstanzen der Schüßler Salze verwendet, also ist meist das jeweilige „Makrosalz" des entsprechenden Schüßler Salzes enthalten.

Verzehrempfehlung

- mit etwas Flüssigkeit 3x1 (oder 3x2),
- zum Essen oder
- nach dem Essen.

Später 2x1 oder täglich 1,

- wenn Mineralstoffe nach Dr. Schüßler dazu genommen werden und
- der Mangel abnimmt.

Die Einnahme über den Tag verteilen (wie bei Schüßler)!

Ab dem Schulkindalter können Adler Ortho Aktiv Kapseln verzehrt werden. Bei Schluckproblemen kann man die Kapseln auch öffnen und in Wasser, Tee oder Säften einnehmen.

Weitere Hinweise: Kombination von mehreren Adler Ortho Aktiv Nummern sind empfehlenswert. Ausnahme: die Kombination von AO Nr.6 + AO Nr. 10 ist nicht empfehlenswert!

Bei Kombination von AO Nr.8 + AO Nr.10 mit 1-mal täglich 1 Kapsel beginnen. Zu Beginn einer Zell Basic Einnahme kann eine Kombination mit Adler Ortho Aktiv Nr.12 sinnvoll sein, wenn die Entschlackung und Entsäuerung nicht richtig in Gang kommen will. Danach sollte Zell Basic mit Adler Ortho Aktiv Nr.10 kombiniert werden.

Genaue Angaben zum Verzehr befinden sich auch auf jeder Packung.

Entschlackungspaket der Adler Pharma

Zell Basic – Pulver

Eine Kombination von Schüßler Salzen, damit das Abnehmen gelingt

Das Zell Basic ist eine komplexe Mischung aus Mineralstoffen nach Dr. Schüßler in Pulverform, speziell zum Abnehmen zusammengestellt. Aber auch wenn man nicht die Absicht hat abzunehmen, ist es eine hervorragende Mischung zum Entschlacken und Entsäuern. Hilfreich und entlastend ist es vor allem für alle jene Menschen, die viele Diäten hinter sich haben und oft in dem bekannten Jo-Jo-Teufelskreis gefangen sind.

Begleitende Empfehlungen

Parallel zur Einnahme des Zell Basic ist das Baden mit dem basischen Bad BaseCare sehr empfehlenswert, weil es einerseits die Schadstoff abbauenden Vorgänge, aber auch die Entsäuerung über die Haut anregt und damit die von dieser komplexen Mineralstoffmischung angekurbelten Stoffwechselvorgänge wesentlich unterstützt. Während einer Kur mit dem Zell Basic sollte unbedingt auf ausreichendes Trinken geachtet werden. Der Stoffwechseltee Adler Pharma, dünn angesetzt, unterstützt und fördert die von der Niere und der Leber verstärkt abverlangten Ausscheidungsprozesse.

Dosierung

Zu Beginn der Einnahme: die Menge von 3 gestrichenen Messlöffeln (oder ein gestrichener Esslöffel) des Pulvers über den Tag verteilt im Mund zergehen lassen, oder 3 gestrichene Messlöffel (oder ein gestrichener Esslöffel) des Pulvers in 750 ml Wasser auflösen und schlückchenweise über den Tag verteilt einnehmen. Am besten wird die Menge auf drei Gläser zu jeweils 250 ml verteilt, wobei ein Glas vormittags, eines nachmittags und eines am Abend eingenommen wird. Nach 10 Tagen kann die Menge auf bis zu neun gestrichene Messlöffel (oder 3 gestrichene Esslöffel) über den Tag verteilt gesteigert werden.

Art und Dauer der Anwendung

In der Regel ist eine Einnahmedauer von 8 Wochen als Kur, ein bis zweimal jährlich, empfehlenswert. Das Pulver kann direkt in den Mund genommen werden, wobei man es dann langsam zergehen lässt. Dann allerdings geschieht das in kleinen Portionen. Ein Dosierlöffel ist beigefügt, so dass man im Laufe des Tages auf die Menge von maximal drei Esslöffeln kommt. Es sollte dem Beipacktext entsprechend mit einer kleinen Menge begonnen und die tägliche Einnahmemenge langsam gesteigert werden.

Viele bevorzugen es, das Pulver aufzulösen. Dabei wird die empfohlene Menge jeweils in einem Viertelliter Wasser aufgelöst und ganz langsam schluckweise eingenommen.

Jeder Schluck sollte so lange wie möglich im Mund behalten werden, damit der Organismus genügend Zeit hat, die Mineralstoffe über die Mundschleimhaut aufzunehmen.

Diesen Vorgang wiederholen Sie dreimal: vormittags, nachmittags und abends. Damit ist wieder die Tagesmenge erreicht, die notwendig ist. Eine zu-

sätzliche Anwendung des BaseCare Bades und des Stoffwechseltees ist sehr empfehlenswert und rundet das beliebte und erfolgreiche Entschlackungspaket der Adler Pharma ab.
Es kann am Beginn der Zell Basic Einnahme auch zu Reaktionen kommen. Das sollte **nicht** mit einem „Nicht vertragen" des Zell Basic verwechselt werden. Reaktionen zeigen an, dass der Organismus auf die begonnenen Interventionen reagiert und auszuscheiden beginnt.

Mögliche Reaktionen
Sie machen weitere Maßnahmen notwendig

- **Sodbrennen** – 10 bis 20 Tabletten von Natrium phosphoricum Nr. 9 sollten zusätzlich eingenommen werden
- vorübergehend **angeschwollene Beine, Knöchel, Hände, Katerkopfschmerz** - 10 bis 20 Tabletten von Natrium sulfuricum Nr. 10 sollten zusätzlich eingenommen werden
- **Säureüberflutung oft verbunden mit einem großen Heißhunger** – BaseCare Bäder sind empfehlenswert
- **Beschwerden in den Gelenken**, die wieder akut werden - die Dosierung des Zell Basic reduzieren
- Ausscheidung der Schlacken über die Haut; dadurch kann es zu **Juckreiz** kommen – das Dusch`n Fun verwenden, oder baden mit dem BaseCare Bad.

Wenn das Zell Basic Pulver einen eigenartigen Geschmack hat:
Immer wieder konnte beobachtet werden, dass Zell Basic für manche Anwender verschieden riecht oder schmeckt, was oft als störend empfunden wurde. Dies ist jedoch im Sinne der Biochemie nach Dr. Schüßler ein Hinweis, der den vermehrten Bedarf bestimmter Schüßler Salze anzeigt.
Im Falle des Auftretens solcher Wahrnehmungen sollten die Salze jeweils zusätzlich zum Zell Basic eingenommen werden, weil sich der entsprechende Mangel an einem bestimmten Mineralstoff vermehrt meldet:

Geschmack/Geruch Angezeigter Mineralstoff

- **parfumiert:** Kalium chloratum Nr. 4
- **modrig, mockig, schimmlig:** Kalium phosphoricum Nr. 5;
- **metallisch:** Natrium chloratum Nr. 8, auch Zincum chloratum Nr. 21
- **sauer, ranzig, oder tranig – fischig:** Natrium phosphoricum Nr.9
- **bitter:** Natrium sulfuricum Nr. 10

Mit dem Zell Basic hat die Adler Pharma eine Mischung von Mineralstoffen nach Dr. Schüßler zusammengestellt, die ein erfolgreiches Abnehmen sowie die Entlastung des Körpers von Säuren und Schadstoffen anstrebt.

BaseCare Bad

Die Haut ist das größte Ausscheidungsorgan des Körpers. Deshalb ist ein Abbau von Schadstoffen und Säuren über die Haut sinnvoll.

Eine der intensivsten Ausscheidungsvorgänge wird über das Schwitzen erreicht. Es wird zwischen zwei Arten unterschieden: dem aktiven und dem passiven Schwitzen.

- Das aktive Schwitzen, das durch intensive sportliche Betätigung erreicht wird, hilft dem Organismus belastende Stoffe, die sich im Bereich des Unterhautgewebes befinden, auszuscheiden.
- Das passive Schwitzen hilft ebenso solche Stoffe auszuscheiden, z. B in der Sauna oder beim Baden.

Wird eine Entlastung von Schadstoffen über ein Bad angestrebt, sollte die Badetemperatur über der Körpertemperatur gewählt werden, sie sollte also über 37° C liegen.

Es gibt viele Menschen, die nach einem solchen Schwitzenvorgang regelrecht süchtig sind. Sie betonen, dass sie die 2-3 Stunden Joggen, Radfahren, Tennis etc. einfach dringend brauchen, sie würden es sonst nicht aushalten.

Genauso die „fanatischen" Besucher der Sauna, sie brauchen den passiven Ausscheidungsprozess von Schadstoffen.

Das alles wird beim **BaseCare** ausgenützt. Dabei spielt nicht nur die Badetemperatur eine große Rolle, sondern besonders auch der pH-Wert. Durch die Dosierung des BaseCare wird im Badewasser ein pH-Wert von mindestens 8 hergestellt, wodurch ein Entsäuerungsprozess in Gang gesetzt wird. Die Badetemperatur soll 38°C betragen, jedenfalls über Körpertemperatur gehalten werden.

Durch die Einnahme von Nr. 9 Natrium phosphoricum, oder Zell Basic wird Säure aus dem Körper ausgeschieden.

Gleichzeitiges und oftmaliges Baden mit dem BaseCare erspart beim Abnehmen Hungerattacken, die durch Säurefluten ausgelöst werden. Müdigkeit und Mattigkeit bleiben meist aus. Das Hungergefühl kann allgemein zurückgehen und damit kann auch leichter die Menge der Nahrungsaufnahme reduziert werden.

Nach ca. 30 Minuten Badezeit beginnt der Körper durch die hohe Wassertemperatur zu schwitzen und mit dem Schweiß die Schadstoffe abzugeben. Die Schadstoffe (Verschlackung) auf Dauer los zu werden, ist von größter Bedeutung. Wird der Körper dabei unterstützt, und kann Schlackenflüssigkeit abgebaut werden, reduziert sich das Gewicht, bzw. der Körperumfang. Voraussetzung ist natürlich, dass während einer solchen Kur keine weiteren Schadstoffe zugeführt werden – deshalb ist es wichtig, in dieser Zeit womöglich nicht zu rauchen, den Kaffee zu meiden und keinen Alkohol zu trinken.

Für ein dauerhaftes Abnehmen ist es unbedingt notwendig, den Lebensstil zu ändern!

Durch eine geeignete Trägersubstanz der anorganischen Salze werden die ausgeschiedenen Stoffe im Badewasser sofort gebunden und können nicht mehr von der Haut aufgenommen werden, also nicht mehr rückresorbiert werden.

Achtung: Das BaseCare Bad ist eine Mischung von anorganischen Salzen und enthält KEINE Schüßler Salze, es eignet sich NICHT zur Einnahme.

Anwendung:

Vollbad

Bei Bedarf ist es möglich, täglich ein Basisches Bad zu nehmen.

Dosierung: 3 Esslöffel **BaseCare**

Empfohlene Badedauer: ca. 30 bis 50 Minuten, es sind aber auch Bäder von einer Länge bis zu einer Stunde möglich.

Alle 5 bis 10 Minuten sollte die Haut mit einer Badebürste leicht gebürstet oder mit einem Waschlappen abgerieben werden. Sie wird dabei von den ausgeschiedenen Stoffen gereinigt.

Badetemperatur: ca. 37° C bis 38° C, jedenfalls leicht über der Körpertemperatur, gleich bleibend über die gesamte Badedauer halten.

Basisches Sitzbad

Dauer: 10 bis 40 Minuten

Dosierung: 1 Esslöffel

Basische Sitzbäder wirken sich besonders gut bei Problemen im Genital- und Analbereich aus.

Basisches Fußbad

Dauer: von 30 Minuten bis zu über eine Stunde

Dosierung: 1 Eßlöffel **BaseCare**

Basische Fußbäder wirken besonders auf die Verschlackung der Füße ein. In diese versacken nämlich sehr häufig belastende Flüssigkeiten, was sich in besonderer Weise bei geschwollenen Unterschenkeln zeigt. Andere Beschwerden in Füßen und Unterschenkeln werden ebenfalls entlastet: Fußschweiß, Fußpilz, Juckreiz in den Unterschenkeln, Ausschläge, Krampfadern, Gichtzehen, rheumatische Beschwerden in den Fußgelenken, auch bei der Entlastung von zu sehr gedehnten Sehnen und Bändern wird das Fußbad hilfreich sein.

Basische Handbäder

Dauer: 5 bis 20 Minuten. Es hängt auch vom anstehenden Problem ab.

Dosierung: 1 Kaffeelöffel **BaseCare**

Gerade bei Handekzemen zeigt sich die Überlastung der Gewebe mit Schadstoffen und dieses basische Bad kann entlastend eingesetzt werden. Aber auch bei rheumatischen Beschwerden, bei Gichtknoten in den Fingergelenken ist die Anwendung empfehlenswert.

Zusammenfassung: Für die Zwecke des Abnehmens ist natürlich das Vollbad am bedeutungsvollsten und am wirksamsten.

Hinweis: Menschen mit hohem Blutdruck, Kreislaufschwierigkeiten oder gar Herzproblemen dürfen keine Bäder über Körpertemperatur durchführen. Für sie liegt die ideale Badetemperatur bei 35° bis 36,5°.

BaseCare als Maske

Eine besonders wohltuende Anwendung ist, mit **BaseCare** Körper- und Gesichtsmasken zu machen.

Eine solche Körpermaske ist zur Pflege der Figur, aber auch bei übermäßiger Verschlackung der Haut empfehlenswert.

Akne wird durch die Anwendung als Gesichtsmaske besonders günstig beeinflusst.

Dauer: 15-20 Minuten einwirken lassen, wenn gewünscht auch länger.

Zubereitung: **BaseCare** wird mit warmem Wasser einfach zu einem dicken Brei angerührt und dick auf die gewünschte Hautstelle aufgetragen. Antrocknen lassen und nach der Einwirkzeit mit warmem Wasser wieder abwaschen.

Mineralstoffbadesalz

Unterschwellige, vor allem energetische Spannungen werden mit diesem Mineralstoffbadesalz abgeleitet. Außerdem wird ein nervöser Juckreiz gelindert, was vor allem bei Hautkrankheiten gewünscht wird.

Dieses Bad enthält ebenfalls KEINE Schüßler Salze!

Hepaxen

HEPA – Hinweis auf die Entgiftungsfunktion der Leber. Die wichtigen Mineralstoffe dafür sind die Nr. 6 Kalium sulfuricum, Nr. 10 Natrium sulfuricum, beide Mineralstoffe fördern eine Entgiftung und Metabolisierung von Schadstoffen in der Leber. Nr. 18 Calcium sulfuratum bremst die Oxidationsprozesse im Körper, das beschreibt schon Schöpwinkel (zitiert aus Joachim Broy: „Ergänzungsmittel zur Mineralstofftherapie nach Dr. Schüßler", Foitzik Verlag, 2000). Die Leber als größtes antioxidativ wirksames Organ wird damit ebenfalls unterstützt.

XEN – Hinweis auf Xenobiotika, auf die belastenden chemischen Fremdstoffe.

Die Xenobiotika können nur über die Leber abgebaut und ausscheidungsfähig gemacht werden. Hier ist der Gehalt der Nr.18 zusätzlich wieder sehr wertvoll. Die Nr.15 Kalium iodatum fördert den Grundumsatz und kurbelt den Stoffwechsel an.

Die Nr.19 Cuprum arsenicosum und Nr.21 Zincum chloratum fördern die Schwermetallausleitung, was besonders im Hinblick auf eine Amalgamausleitung gesehen werden sollte.

Als Arsenverbindung ist die Nr.19 ein Mineralstoff, der den Immunstoffwechsel stabilisiert, aktiviert und oxidative Prozesse verlangsamt.

Die Nr.21 Zincum chloratum unterstützt das Immunsystem, ist ein wichtiger antioxidativer Mineralstoff und hilft der Bauchspeicheldrüse und Leber in ihren Funktionen.

Es geht beim Hepaxen grundsätzlich um eine Ausleitung von Schadstoffen, Säuren, oxidativen Abfallprodukten und Schwermetallen im Rahmen einer Schüßler Begleittherapie, vor allem auch nach der Entfernung von Amalgamfüllungen.

Zusätzlicher Aspekt: Wenn jemand seinen Schlafplatz auf einer geopathologischen Störzone hat, kann der Körper in der Nacht nicht ausscheiden und regenerieren. Die Schadstoffe sammeln sich und verursachen einen Schlackenstau, parallel dazu wird auch Säure gestaut.

Wird auf Anraten eines Geopathologen der Schlafplatz gewechselt, kommt es oft zu unangenehmen Beschwerden, da ja der Körper jetzt beginnen kann auszuscheiden.

Schlafstörungen sind da noch das geringste Übel, es kann zu gesundheitlichen Problemen kommen.

Dosierung:

Früh und abends je einen gestrichenen Kaffeelöffel des Pulvers im Mund zergehen lassen, bis eine Dose aufgebraucht ist. Bei schweren Belastungen eine zweite Dose einnehmen.

Arzneiform: Mischung von homöopathischen Triturationen (Pulvermischung)

Ihr Schlafplatz sollte weitgehend unbelastet sein

Ein belasteter Schlafplatz stellt bei gesundheitlichen Belastungen unter Umständen eine unüberwindliche Hürde für den Körper dar, sich wieder in den Bereich von Regeneration und Gesundung bewegen zu können. Einen großen Teil unseres Lebens verbringen wir im Bett. Allerdings kommt es nicht nur auf die Qualität des Bettes selbst an, sondern auch auf die Einrichtung des Schlafzimmers, vor allem ist das „energetische" Umfeld von großer Bedeutung. Damit sind elektromagnetische Felder, aber auch Spiegel im Schlafzimmer energetische Belastungen für den Schlafplatz. Auch im Feng Shui wird empfohlen, keine Spiegel im Schlafzimmer anzubringen. Besonders wichtig ist, dass vorhandene, belastende Erdstrahlen am Schlafplatz beachtet und in Folge deswegen eventuell ein Schlafplatzwechsel in Betracht gezogen werden sollte.

Damit Ihre Bemühungen um eine gute Gesundheit erfolgreich sind, soll in diesem Kapitel darauf eingegangen werden, welche Maßnahmen für einen unbelasteten, gesunden Schlafplatz nötig sind.

Bevor wir darauf eingehen, noch einige Anhaltspunkte, die signalisieren, dass Ihr Schlafplatz möglicherweise belastet ist.

Ein Hinweis ist hier der Wichtigste:

- Wenn am Morgen Ihre Beschwerden - welche immer - am schlimmsten sind und sich im Laufe des Tages verlieren, ist die Wahrscheinlichkeit sehr groß, dass Sie am Schlafplatz etwas ändern sollten: Das gilt für ziemlich alle Beschwerden wie Verdauungsstörungen, Bauchschmerzen, Kopfschmerzen, Rückenschmerzen, Gliederschmerzen, aber auch Verstimmungen des Gemütes: Unbehagen, Unmut, Missmut, eine gewisse Aggressivität und Gereiztheit.
- „Bettflüchter" sind Menschen, die sehr spät oder überhaupt ungern schlafen gehen, oder dann, nach kurzer Nachtruhe sehr früh aufstehen. Es kann auch beides zusammentreffen, was bei einer starken Belastung des Schlafplatzes durchaus verständlich ist. Der Schlafplatz sollte auch dann genau ausgemessen werden:
- Wenn sich bei Ihnen die Gedanken im Kreis drehen, obwohl Sie gerne einschlafen möchten und sich trotzdem stundenlang ohne Schlaf im Bett wälzen.
- Wenn das Bett am Morgen regelrecht zerwühlt ist von dem vielen Herumdrehen und das Leintuch völlig zerknittert.
- Wenn Sie mit dem Gefühl aufwachen als hätten Sie die ganze Nacht gearbeitet.
- Wenn Sie in der Früh aufstehen, und das Gefühl haben, als hätten Sie gar nicht geschlafen oder den Eindruck, dass Sie in der Früh müder sind als am Abend.
- Wenn Sie in der Früh eine lange Anlaufphase haben, oder sich die Müdigkeit den ganzen Tag nicht mehr verliert.
- Wenn Sie feststellen, dass Sie auswärts wesentlich besser schlafen als zu Hause. Manche Menschen haben beruflich bedingt zwei oder gar mehr Schlafplätze, sie kennen oft dieses Phänomen.
- Wenn die Träume nur mehr belastende Inhalte haben, also wenn Albträume Ihren Schlaf belasten.
- Wenn vor allem Kinder in der Nacht regelmäßig aufträumen.
- Wenn Sie durch belastende Strahlen zu Krämpfen neigen, vor allem zu Wadenkrämpfen.
- Wenn Sie so sehr schwitzen, dass Sie mehrmals Ihren Pyjama wechseln müssen oder die Bettwäsche morgens nass geschwitzt ist.
- Wenn Sie in Ihrem Bett von auffälligem Juckreiz geplagt werden, der Sie nicht schlafen lässt.
- Wenn Sie das Gefühl haben, dass Sie sich in Ihrem Bett nicht erwärmen können. Wenn Sie eine Wärmflasche und dicke Socken brauchen, um einigermaßen schlafen zu können, weil Ihnen so kalt ist.
- Wenn Sie in der Nacht Ihre Lage im Bett wesentlich geändert haben und z. B. mit dem Kopf am Fußende aufwachen, oder wenn Sie häufig „in das Bett Ihres Partners flüchten". Das bedeutet, dass Sie den Strahlen ausgewichen sind. Bei Kindern kann sehr oft beobachtet werden, dass sie einer belastenden Strahlung im Bett ausweichen. Erst wenn ihr Schlafplatz in Ordnung ist, können sie in der Nacht ruhig schlafen.
- Wenn Kinder auf ihrem Schlafplatz nicht einschlafen wollen, sich nicht beruhigen lassen oder gar schreien.
- Wenn Menschen schon lange immer wieder erkranken und keine Behandlung zum Erfolg führt, weder klassische medizinische noch alternative Behandlungen.

In den meisten Fällen treten immer mehrere der genannten Phänomene auf. Wenn das bei Ihnen zutrifft, dann beachten Sie bitte die weiteren Ausführungen sehr genau:

Schlafrichtung: Da der Mensch auch ein energetisches Feld hat, ist es wichtig, den Schlafplatz auch nach den Energiefeldern der Erde auszurichten.

- Die Ausrichtung Nord-Süd mit dem Kopf im Norden ist die optimale Schlafrichtung.
- Sollte man jedoch an einem fließenden Wasser leben (auch schiebendes Grundwasser ist hier gemeint), dann sollte der Kopf gegen die Flussrichtung liegen: „das heißt, dass das Wasser in die Schuhe rinnt".
- Wenn der Schlafplatz am Berghang liegt, sollte der Kopf bergauf liegen. Niemand legt sich mit dem Kopf bergab auf eine schräge Wiese.

Für die drei Richtungen gibt es folgende Rangordnung: Zuerst ist der Berghang zu berücksichtigen, dann die Richtung des fließenden Wassers und zuletzt, aber ebenso von Bedeutung, die Himmelsrichtung. Wenn es um die Aufstellung der Betten geht, dann müssen die Energiefelder der Erde beachtet werden und die Betten auf möglichst unbelasteten Plätzen aufgestellt werden. Es gibt eine Reihe von verschiedenen möglichen belastenden Zonen wie Wasseradern, das Cury Netz, das Hartmanngitter und andere Gitterzonen, aber auch Energiefelder, besonders Elektrosmog, die beachtet und möglichst gemieden werden sollen. Eine besondere Belastung stellen am Schlafplatz Erdspalten und Erdverwerfungen dar. Diese sollten, wie die anderen genannten Zonen keinesfalls unter dem Bett verlaufen. Ein kundiger Rutengeher sollte zu Rate gezogen werden.

Ein zusätzlicher Rat: Wenn das Schlafzimmer möglichst einfach eingerichtet und mit wenigen Ziergegenständen ausgestattet ist, kann der Schlaf besonders erholsam sein, denn: „Wenn man sich an die Dinge hängt, hängen sich die Dinge an den Menschen". Jeder Gegenstand hat seine eigene Strahlung, sein eigenes Energiefeld. Je mehr Gegenstände sich im Schlafzimmer befinden, umso unruhiger wird es! Das betrifft auch Bücher auf dem Nachttischchen.

Gegenstände, die besser nicht im Schlafzimmer sind:

- keine Spiegel,
- keine Kristallluster, da sie eine eventuell vorhandene Strahlung verbreitern, verstärken oder reflektieren können.
- Bilder wenn möglich ohne Glas, oder entspiegelte Gläser mit Holzrahmen verwenden;
- keine Pokale,
- keine Wachsfiguren od. Kerzen im Schlafzimmer,
- Metallrahmen,
- Fernseher,
- Radiowecker,
- vor allem Stereogeräte und
- Haushaltsgeräte (Staubsauger, geben selbst in abgestecktem Zustand starke Strahlung ab).

Elektrische Leitungen und Steckdosen im Schlafzimmer sparsam verlegen, nicht als Ringleitung oder in Kopfhöhe, abgeschirmte Kabel verwenden, Niederspannung oder Freischaltgeräte verwenden. Netzfreischaltgeräte werden im Sicherungsschrank montiert. Sie senken die Spannung in den über sie geleiteten Schaltkreisen, wenn kein Strom benötigt wird, von 220 Volt auf ca. 4 Volt. So entstehen keine belastenden elektromagnetischen Energiefelder mehr. Der Schlaf auf diesen vom Strom befreiten Schlafplätzen ist sehr entspannend und erholsam, wenn auch alle anderen Hinweise beachtet wurden.

Betten:
Echtholzbetten mit Lattenrost, möglichst ohne Metallmechanik, vor allem keine Federkernmatratzen, sondern Rosshaar, Baumwolle, natürliche Materialien sind zu bevorzugen. Wasserbetten sind sehr belastend.

Boden:
Der Boden sollte aus Holz, Kork, und anderen natürlichen Materialien sein. Auch für Bettzeug, Teppiche, Vorhänge etc. sollten möglichst Naturfasern verwendet werden.

Die Sensibilität der Menschen ist verschieden!

Je nachdem, wie feinfühlig bzw. sensibel ein Mensch ist, wird er sein Schlafzimmer einrichten und richten sich seine Maßnahmen. Die Sensibilität der Menschen ist meist sehr unterschiedlich ausgeprägt, oft wurde sie auch unterdrückt. Störende Einflüsse auf den Körper können dann gar nicht mehr wahrgenommen werden, es kann deswegen zwischen Partnern sogar zu Problemen kommen. Was der eine schon als Belastung spürt, kann der andere noch gar nicht wahrnehmen. Es ist auch möglich, dass eines der beiden Betten mehr belastet ist als das andere. Wenn partnerschaftliche Toleranz vorhanden ist, dann kann der eine die Maßnahmen des anderen vielleicht nicht verstehen, aber er wird nichts dagegen haben, auch wenn er unter Umständen darüber schmunzelt.

Für den sensiblen Partner ist es meistens zusätzlich belastend, wenn seine Maßnahmen mit offensichtlich zur Schau getragenem Unverständnis oder gar mit spöttischen Bemerkungen begleitet werden. Am schlimmsten trifft es wohl die Menschen, denen es überhaupt verboten wird, für ihre Gesundheit Veränderungen im Schlafzimmer vorzunehmen.

Irgendwann wird es aber notwendig sein, dazu zu stehen und trotz der Ablehnung durch andere Menschen, Veränderungen durchzuführen, denn auf Dauer darf die Gesundheit nicht belastet werden! Auch Unwillen oder gar Ärger von Seiten anderer müssen dann in Kauf genommen werden.

Letztlich ist die verschiedene Sensibilität von zwei Partnern für den jeweils anderen eine große Bereicherung. Jeder kann vom anderen beschenkt werden.

Bücher zur Biochemie nach Dr. W. H. Schüßler

Feichtinger, Thomas; Niedan-Feichtinger, Susana; Mandl, Elisabeth: **Handbuch der Biochemie**. Karl F. Haug Verlag: Heidelberg, 2006, 4. Auflage.

Feichtinger, Thomas; Niedan-Feichtinger, Susana: **Antlitzanalyse in der Biochemie nach Dr. Schüßler. Der Bildatlas**. Karl F. Haug Verlag: Stuttgart, 2007, 3. überarbeitete und erweiterte Auflage.

Feichtinger, Thomas; Niedan, Susana: **Praxis der Biochemie nach Dr. Schüßler**. Karl F. Haug Verlag: Stuttgart, 2003, 3. Auflage.

Feichtinger, Thomas, Niedan-Feichtinger, Susana, Schaub, Reinhard: **Erweiterungsmittel in der Biochemie nach Dr. Schüßler**, Karl F. Haug Verlag: Stuttgart, 2009

Feichtinger, Thomas: **Psychosomatik in der Biochemie nach Dr. Schüßler**. Karl F. Haug Verlag: Stuttgart, 2003.

Feichtinger, Thomas; Niedan-Feichtinger, Susana; Schulze - Kroening, Julia: **Biochemie nach Dr. Schüßler bei Hautkrankheiten und Allergien**. Karl F. Haug Verlag: Stuttgart, 2005.

Feichtinger, Thomas; Niedan – Feichtinger, Susana; Fuchs, Norbert: **Schüßler Salze und Nährstoffe. Die zeitgemäße Kombination für die Praxis.** Karl F. Haug Verlag: Stuttgart, 2007.

Feichtinger, Thomas: **Biochemie nach Dr. Schüßler für Pferde**. Sonntag Verlag: Stuttgart 2004.

Feichtinger, Thomas; Niedan - Feichtinger, Susana: **Schüßler Salze für Körper und Seele**. Karl F. Haug Verlag: Stuttgart, 2004.

Feichtinger, Thomas; Niedan, Susana: **Gesund durchs Jahr mit Schüßler Salzen**. Karl F. Haug Verlag: Stuttgart, 2002, 2. Auflage.

Feichtinger, Thomas; Niedan - Feichtinger, Susana: **Gesund abnehmen mit Schüßler Salzen**. Karl F. Haug Verlag: Stuttgart, 2008, 2. Auflage.

Feichtinger, Thomas; Niedan - Feichtinger, Susana: **Schüßler Salze für Frauen**. Karl F. Haug Verlag: Stuttgart, 2008, 3. Auflage.

Feichtinger, Thomas; Niedan, Susana: **Schüßler Salze für Ihr Kind**. Karl F. Haug Verlag: Heidelberg, 2001.

Feichtinger, Thomas; Niedan, Susana: **Schüßler Salze kurz & bündig**. Karl F. Haug Verlag: Heidelberg, 2001.

Feichtinger, Thomas; Niedan - Feichtinger, Susana: **Schüßler Beauty**. Karl F. Haug Verlag: Stuttgart, 2004.

Feichtinger, Thomas; Niedan - Feichtinger, Susana: **Schüßler Salze und Ernährung**. Karl F. Haug Verlag: Stuttgart, 2005.

Schaub, Reinhard: **Homöopathie - Biochemie nach Dr. Schüßler. Eine Gegenüberstellung.** FST Verlag: Zell am See, 2006.

Riedl, Thomas, Feichtinger, Thomas: **Fit mit Schüßler - Sport ohne Reue**, FST-Verlag: Zell am See, 2009

Schoenfeld, Eva F., Kasnik, Marion, Feichtinger, Thomas: **Schüßler-Salze und mein Hund, Für ein gesundes und vitales Hundeleben,** FST-Verlag: Zell am See, 2008

Mag. pharm. Barbara Niedan
Gumpendorferstr. 139/1/10
1060 Wien
Österreich
Tel 0043/(0)664/88655595
E-Mail: barbara.niedan@gmx.at

Mag. Eva Maria Feichtinger
Zur Mühle 10
5671 Bruck a. d. Glstr.
Österreich
Tel 0043/(0)664/5268358
E-Mail: eva.obinger@fst-verlag.at

FST-Verlag GmbH
Caspar-Vogl-Straße 8
5700 Zell am See
Österreich
Tel 0043/(0)6542/53810
Fax 0043/(0)6542/53810-500
E-Mail: office@fst-verlag.at
Homepage: www.fst-verlag.at

Vorträge, Seminare, Ausbildungen, Tagungen, Auskünfte, Liste der Berater
GBA - Gesellschaft für Biochemie nach Dr. Schüßler und Antlitzanalyse
Caspar-Vogl-Straße 8
5700 Zell am See
Österreich
Tel 0043/(0)6542/53810-14
Fax 0043/(0)6542/53810-500
E-Mail gba@gba.at
Homepage www.gba.at

Anfragen über Produkte aus der Biochemie nach Dr. Schüßler:

Adler Apotheke
Brucker Bundesstraße 29-31
5700 Zell am See
Österreich
Tel. 0043/(0)6542/57382
Fax: 0043/(0)6542/573827
E-mail: adler-apotheke@schuessler-mineralstoffe.at
Homepage: www.adlerapotheke-zellamsee.at

Adler Pharma Produktion und Vertrieb GmbH
Brucker Bundesstraße 25 A
5700 Zell am See
Österreich
Tel. 0043/(0)6542/55044
E-mail: adler-pharma@schuessler-mineralstoffe.at
Homepage www.adler-pharma.at
Die Adler Pharma beliefert ausschließlich Arzneimittelgroßhändler und Apotheken

Homepage:
Besuchen Sie die umfangreiche und informative Homepage zu den Schüßler-Salzen und beteiligen Sie sich an dem interessanten Forum in dieser Homepage
www.schuessler-mineralstoffe.at